La responsabilité juridique de l'infirmière

EXERCICE PROFESSIONNEL INFIRMIER

Claude Rambaud, Georges Holleaux

La responsabilité juridique de l'infirmière

8e édition

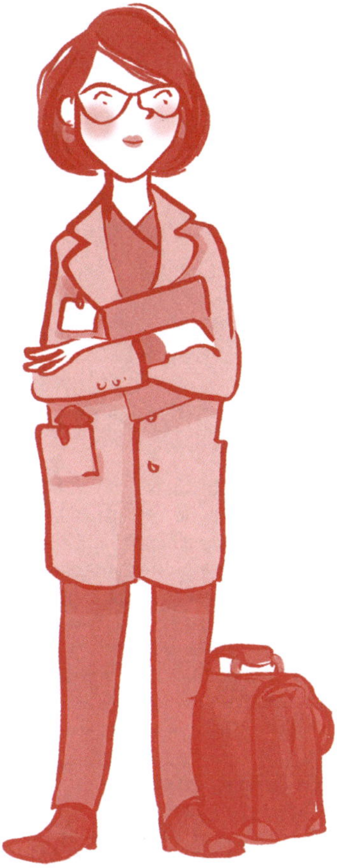

EDITIONS LAMARRE

Lamarre, une marque d'Initiatives Santé

ISBN : 978-2-7573-0747-2

SOMMAIRE

AVERTISSEMENT

Cet ouvrage est un guide pratique conçu pour permettre à ses utilisateurs d'obtenir rapidement des informations claires et à la portée de tous sur des questions susceptibles de les intéresser à un moment de leur exercice professionnel.

Des simplifications et des résumés se sont révélés nécessaires pour que ce guide reste facile à consulter. Certaines nuances ont dû être écartées de l'exposé. Ce guide ne saurait donc être considéré ni utilisé comme un traité de droit. Il s'agit d'apporter une information de base permettant, par références, d'accéder à des informations spécifiques.

La médecine est une activité si complexe, qui progresse si rapidement, que se présentent tôt ou tard des situations non prévues par la loi.

Ces cas ne sont pas rares, surviennent parfois en urgence, interdisant par là même au médecin ou à l'infirmière [1] de se renseigner au préalable sur leur aspect juridique.

Dans de telles situations, médecins et infirmières doivent avant tout fonder leurs actions sur leur conscience individuelle de l'intérêt du malade, tout en ayant en mémoire l'esprit dans lequel les lois et les règlements ont été édictés.

1. Lire indifféremment infirmier/infirmière.

PRÉSENTATION DES AUTEURS

Claude Rambaud, juriste, spécialiste de droit médical, titulaire du DEA d'éthique médicale et de santé publique (Paris-V), d'un diplôme IADE et cadre de santé, s'est formée aux États-Unis sur la gestion des risques hospitaliers. Présidente du LIEN, association qui luttre contre les infections nosocomiales, de 2006 à 2013, elle est depuis 2013 présidente du CISS, collectif de 40 associations de santé. Claude Rambaud représente les patients au niveau national et régional en Ile-de-France et accompagne les victimes d'accident médical dans leurs différentes démarches auprès des établissements de santé. Elle est également l'auteur des ouvrages suivants: *Responsabilités juridiques et fonctions de l'aide-soignant et de l'auxiliaire de puériculture*, éditions Lamarre ; coauteur *d'Hôpitaux, cliniques : de l'accréditation à la qualité*, éditions Lamarre ; Gérer *la qualité et les risques à l'hôpital*, éditions ESF ; *Les infections nosocomiales et les risques liés à la santé*, éditions J. Lyon, 2008.

Georges Holleaux est avocat à la Cour d'appel de Paris. Spécialiste des questions de médecine et de santé publique, il défend les médecins et les infirmières devant les tribunaux.

LISTE DES SIGLES ET ACRONYMES

ANFH	Association nationale de formation des personnels hospitaliers
ANSM	Agence nationale de sécurité du médicament et des produits de santé
AP	Auxiliaire de puériculture
ARS	Agence régionale de santé
AS	Aide-soignant(e)
CCNE	Comité consultatif national d'éthique
CCPP	Comité consultatif pour la protection des personnes
CCPPRB	Comité consultatif pour la protection des personnes soumises à des recherches biomédicales
CHU	Centre hospitalier universitaire
CLIN	Comité de lutte contre les infections nosocomiales
CLUD	Comité de lutte contre la douleur
CME	commission médicale d'établissement
CSP	Code de la santé publique
DE	Diplôme d'État
DGOS	Direction générale de l'offre de soins (ex-DHOS)
DGS	Direction générale de la santé
HAS	Haute Autorité de santé
HDT	hospitalisation à la demande d'un tiers
HO	hospitalisation d'office
IADE	infirmier(ère) anesthésiste diplômé(e) d'État
IBODE	infirmier(ère) titulaire du diplôme d'État de bloc opératoire
IDE	infirmier(ère) diplômé(e) d'État
IFSI	Institut de formation en soins infirmiers
ITT	incapacité totale de travail
IVG	interruption volontaire de grossesse
JLD	juge des libertés et de la détention
OMS	Organisation mondiale de la santé
ONVS	Observatoire nationale des violences en milieu de santé
PMI	Protection maternelle et infantile
SFAR	Société française d'anesthésie et réanimation
UE	Union européenne
UMD	unité pour malades difficiles
URPS	Union régionale des professionnels de santé
VAE	validation des acquis
VIH	virus de l'immunodéficience humaine

AVANT-PROPOS À LA 8e ÉDITION

Cet ouvrage est essentiellement pratique, illustré de nombreux exemples, et écrit avec le souci constant de rendre compte de l'actualité socioprofessionnelle des infirmiers, cadres infirmiers et professionnels de santé.

Dans cette 8e édition, un soin particulier a été porté à observer l'évolution du métier d'infirmière, qui s'oriente vers l'élargissement d'un exercice sous forme d'une coopération interprofessionnelle, limitée aux nécessités de la santé publique.

Par ailleurs, les auteurs tiennent à préciser que la jurisprudence citée ici est la plus récente, notamment celle concernant la responsabilité des infirmières lors de pratiques ayant engagées le pronostic vital de patients.

PARTIE I

L'exercice de la profession

1 QU'EST-CE QU'UNE INFIRMIÈRE ?

Existe-t-il une définition ?

Oui. Elle est donnée par l'article L. 4311-1 du CSP :

« Est considérée comme exerçant la profession d'infirmière ou d'infirmier toute personne qui donne habituellement des soins infirmiers sur prescription ou conseil médical, ou bien en application du rôle propre qui lui est dévolu.

« L'infirmière ou l'infirmier participe à différentes actions, notamment en matière de prévention, d'éducation de la santé et de formation ou d'encadrement.

« L'infirmière ou l'infirmier peut effectuer certaines vaccinations, sans prescription médicale, dont la liste, les modalités et les conditions de réalisation sont fixées par décret en Conseil d'État, pris après avis du Haut conseil de la santé publique.

« L'infirmière ou l'infirmier est autorisé à renouveler les prescriptions, datant de moins d'un an, de médicaments contraceptifs oraux, sauf s'ils figurent sur une liste fixée par arrêté du ministre chargé de la santé, sur proposition de l'Agence nationale de sécurité du médicament et des produits de santé, pour une durée maximale de six mois, non renouvelable. Cette disposition est également applicable aux infirmières et infirmiers exerçant dans les établissements mentionnés au troisième alinéa du I de l'article L. 5134-1 et dans les services mentionnés au premier alinéa de l'article L. 2112-1 et à l'article L. 2311-4.

« Un arrêté des ministres chargés de la santé et de la sécurité sociale fixe la liste des dispositifs médicaux que les infirmiers, lorsqu'ils agissent sur prescription médicale, peuvent prescrire à leurs patients sauf en cas d'indication contraire du médecin et sous réserve, pour les dispositifs médicaux pour lesquels l'arrêté le précise, d'une information du médecin traitant désigné par leur patient. »

Est-ce une profession protégée ?

En effet. L'article L. 4311-2 énonce :

« Nul ne peut exercer la profession d'infirmier ou d'infirmière s'il n'est muni d'un diplôme, certificat ou autre titre mentionné à l'article L. 4311-3. »

Et cet article L. 4311-3 énonce les différents titres, à savoir :

- diplôme français d'État d'infirmier ou d'infirmière ;
- diplôme équivalent délivré dans l'un des États membres de l'Union européenne, pourvu que ce diplôme soit appuyé d'un certificat d'exercice effectif.

Des dérogations sont prévues par l'article L. 4311-2 du CSP.

L'exercice illégal de la profession d'infirmière est un délit, prévu et réprimé par l'article L. 4314-4 du CSP.

Existe-t-il un texte définissant les compétences de l'infirmière ?

En effet.

Le cadre d'exercice de la profession infirmière est défini par les articles R. 4311-1 à 15 du CSP. Les articles R. 4311-1 à 4 définissent la notion de soins infirmiers ; les articles R. 4311-5 à 15 et D. 4311-15-1 définissent le champ de compétence infirmière d'après une nomenclature des actes établie selon le niveau de responsabilité infirmière. Des « chapeaux » introduisent chaque chapitre et définissent le niveau de responsabilité infirmière *(voir annexe 4)*.

Les actes infirmiers sont regroupés selon le niveau de compétence infirmière :

- **Article R. 4311-5, 5-1 et 6 du CSP.** Soins infirmiers du « rôle propre » infirmier ; ces soins relèvent de la prescription infirmière, c'est-à-dire de la décision infirmière avec autonomie de mise en œuvre ; en vertu de cette autonomie dans la fonction, l'infirmière peut décider de faire collaborer des auxiliaires compétents à l'exécution des soins relevant de ce « rôle propre » ; il appartient à l'infirmière de s'assurer des compétences des auxiliaires dont elle sollicite la collaboration et de s'assurer de la bonne exécution des prescriptions infirmières dans ce cadre ; la responsabilité infirmière est pleine et entière.
- **Article R. 4311-7 du CSP.** Soins infirmiers que l'infirmière est habilitée à pratiquer sur prescription médicale ; l'infirmière exécute des prescriptions médicales ; elle est soumise au cadre de la prescription médicale, écrite, datée et signée par le prescripteur (sauf urgence), mais dispose d'une autonomie de réalisation dans la mesure où l'exécution peut se faire en dehors de toute présence médicale.
- **Article R. 4311-8 du CSP.** L'infirmier est habilité à entreprendre et à adapter les traitements antalgiques, dans le cadre des protocoles préétablis, écrits, datés et signés par un médecin. Le protocole est intégré dans le dossier de soins infirmiers.
- **Article R. 4311-9 du CSP.** Soins infirmiers techniques que l'infirmière est habilitée à accomplir sur prescription médicale écrite, datée et signée à condition qu'un médecin puisse intervenir à tout moment. La compétence infirmière est dépendante de la possibilité d'intervention d'un médecin.
- **Article R. 4311-10 du CSP.** Participation à l'application de techniques médicales ; la compétence de l'infirmière est limitée à une assistance du médecin physiquement présent.
- **Article R. 4311-11 du CSP.** Ces activités sont exercées en priorité par des IBODE, infirmière titulaire du diplôme d'État de bloc opératoire et infirmier en cours de formation préparant à ce diplôme :

  1° Gestion des risques liés à l'activité et à l'environnement opératoire ;

  2° Élaboration et mise en œuvre d'une démarche de soins individualisée en bloc opératoire et secteurs associés ;

3° Organisation et coordination des soins infirmiers en salle d'intervention ;
4° Traçabilité des activités au bloc opératoire et en secteurs associés ;
5° Participation à l'élaboration, à l'application et au contrôle des procédures de désinfection et de stérilisation des dispositifs médicaux réutilisables visant à la prévention des infections nosocomiales au bloc opératoire et en secteurs associés.
En peropératoire, il exerce les activités de circulant, d'instrumentiste et d'aide opératoire en présence de l'opérateur.
Il est habilité à exercer dans tous les secteurs où sont pratiqués des actes invasifs à visée diagnostique et/ou thérapeutique.

- **Article R. 4311-12 du CSP.** Application de techniques médicales relevant de l'anesthésie ou de la réanimation. Un médecin réanimateur-anesthésiste doit pouvoir intervenir physiquement à tout moment. Compétence exclusive réservée aux IADE.
- **Article R. 4311-13 du CSP.** Domaine de compétence infirmière exercée en priorité par une IDE titulaire du DE de puéricultrice et l'IDE en cours de formation de la spécialité.
- **Article R. 4311-14 du CSP.** Compétence des infirmières en cas d'urgence ; il peut s'agir soit de la mise en œuvre de protocoles de soins d'urgence écrits, datés et signés au préalable par le médecin, soit, en l'absence de protocole, d'actes conservatoires à l'initiative infirmière ou de transfert vers une structure appropriée.
- **Article R. 4311-15 du CSP.** Actions de formation, encadrement des stagiaires, prévention, éducation, recherche et santé publique, relevant de la compétence infirmière.
- **Article D. 4311-15-1 du CSP.** Condstrons de renouvellement d'une prescription de médicaments constraceptifs oraux.

2 LES CONDITIONS LÉGALES D'EXERCICE

- En France.
- À l'intérieur de l'Union européenne (UE).

Quelles sont les conditions légales d'exercice en France ?

Les conditions légales d'exercice sont définies par les articles L. 4311-1 et suivants du CSP. Chaque infirmière doit être titulaire d'un de ces certificats suivants :
– diplôme d'État français ;
– diplôme équivalent d'un État membre de l'UE ;
– autorisation d'exercer délivrée par l'État français en application des articles 12 ou 13 de la loi du 15 juillet 1943 ou 13 de la loi du 8 avril 1946 ;
– titre ou certificat admis en équivalence par le ministère de la Santé.

Quelle est la situation légale d'exercice des étudiants ?

Pendant la durée de leur scolarité et seulement pendant les périodes de stages obligatoires fixées par l'IFSI, les étudiants bénéficient d'une dérogation leur permettant l'exercice légal de la profession (art. L. 4311-12 du CSP).
Cette dérogation ne s'applique pas aux activités lucratives de remplacement auxquelles ils peuvent se livrer pendant leurs congés : en cas d'accident, ils seraient alors passibles de sanctions disciplinaires et de poursuites pénales pour exercice illégal de la profession.
Les étudiants peuvent exercer uniquement la profession d'aide-soignant à partir de la validation de leur (première) année d'études et après avoir effectué le stage à temps plein.
Quelle que soit leur situation, ils sont responsables des fautes pénales qu'ils pourraient commettre, même au cours de leurs stages.

Jurisprudence : Dijon 1985. Condamnation d'une élève de 3e année pour homicide involontaire (erreur de posologie)

Toute infirmière qui, à l'occasion d'un stage, confie à un étudiant l'exécution d'un acte sans s'assurer qu'il en a fait l'apprentissage est pénalement et solidairement responsable avec celui-ci des fautes de l'étudiant.
Draguignan, tribunal correctionnel de Draguignan, 1993. Un enfant est hospitalisé au centre hospitalier de Draguignan pour une crise de paludisme. La perfusion est préparée

par une élève infirmière, sur ordre et sous la responsabilité de l'infirmière, occupée par trois admissions. L'infirmière téléphone au pharmacien pour se procurer le médicament. Le pharmacien lui demande d'aller chercher des ampoules de quinine forme adulte en réanimation, service qui ne dispose que du conditionnement adulte. Une aide soignante va chercher le médicament et revient avec trois ampoules dosées à 0,5 g chacune, conditionnement adulte, et les remet à l'infirmière. Celle-ci est débordée par d'autres arrivées et confie à l'élève infirmière le soin d'administrer 125 mg du médicament à l'enfant. L'élève est dans le service depuis quelques jours seulement. L'élève a un doute et demande confirmation à l'infirmière : « Est-ce bien 3 ampoules de 0,5 g pour 125 mg ? » Très occupée, l'infirmière répond par l'affirmative et ne contrôle pas. L'enfant décède d'un collapsus du fait du surdosage de quinine. Le père porte plainte contre X devant la juridiction pénale avec constitution de partie civile. L'élève est considérée comme coupable d'homicide involontaire mais avec absence de peine compte tenu des circonstances ; l'infirmière est condamnée pour homicide involontaire à 3 mois de prison avec sursis.

L'accord européen du 30 janvier 1975

L'accord européen reconnu par la France le 30 janvier 1975 précise que :
« En déterminant les terrains de stage, il doit être tenu compte des facteurs suivants :
1. L'ensemble de l'enseignement pratique des soins infirmiers doit avoir une valeur éducative, c'est pourquoi :
– il doit y avoir un personnel qualifié suffisamment nombreux pour assurer une qualité satisfaisante des soins infirmiers ;
– il doit exister des conditions satisfaisantes en matière de locaux et de matériel utilisés pour les soins aux malades.
2. Dans tous les services dans lesquels les élèves infirmiers sont affectés au cours de leur formation pratique, il doit y avoir, à tout moment, au moins un infirmier diplômé qui puisse assurer la surveillance, et suffisamment de personnel d'autres catégories pour éviter que l'étudiant se voie confier des tâches sans valeur éducative pour lui.
3. Les infirmiers diplômés des services agréés comme terrains de stage doivent concourir à la surveillance et à la formation des élèves placés sous la responsabilité des monitrices de l'école. »

Existe-t-il des formalités obligatoires pour exercer la profession ?

Oui. Chaque infirmière, excepté les infirmières militaires exerçant dans leur secteur, doit se faire inscrire sur une liste départementale dressée dans chaque département. Cette inscription se fait auprès du Conseil départemental de l'Ordre infirmier (art. L. 4311-15 à

17 du CSP). En cas de changement de résidence professionnelle, l'infirmière se fait réinscrire dans la nouvelle région où elle exerce. Tout changement de secteur d'activité (public, privé, libéral) doit être signalé à l'ARS et au conseil de l'Ordre.
L'installation en secteur libéral est subordonnée à une convention signée entre l'Union nationale des caisses d'assurance maladie et les syndicats professionnels représentatifs et publiée au *JO* par voie d'arrêté. La convention en cours peut être demandée aux organismes de Sécurité sociale.

Peut-on exiger la nationalité française pour une titularisation dans les hôpitaux français ?

Non, s'il s'agit d'une infirmière d'un État membre de l'UE (art. 5 *bis* de la loi du 26 juillet 1991 modifiant l'article 5 de la loi du 13 juillet 1983 et arrêt de la Cour de Justice de l'UE du 3 juin 1986).
Une connaissance de la langue est exigée, de même qu'une reconnaissance des systèmes de poids et mesures en vigueur.

Existe-t-il un Code de déontologie des infirmières ?

Le décret nº 2004-802 du 29 juillet 2004 pris en application de la loi du 12 juillet 1980 institue des règles professionnelles infirmières de nature juridique et déontologique inscrites au CSP sous les articles R. 4312-1 à 48. L'élaboration d'un véritable Code de déontologie fait partie des missions de l'Ordre infirmier.

Comment devenir instrumentiste ou infirmière de salle d'opération ?

Il faut être titulaire du diplôme d'État d'infirmière et suivre la formation enseignée dans les écoles spécialisées qui préparent au diplôme d'État d'infirmière de salle d'opération.

Comment peut-on accéder à la spécialisation en anesthésie-réanimation ?

Pour accéder à la spécialisation, il faut être titulaire soit du diplôme d'État d'infirmier ou d'infirmière, soit d'un autre titre permettant l'exercice de cette profession en application de l'article 8 de l'arrêté du 17 janvier 2002 relatif à la formation des IADE.

Quels sont les textes qui régissent les règles d'exercice de la profession d'infirmière en psychiatrie ?

L'exercice infirmier en psychiatrie relève du décret n° 2002-194 du 11 février 2002. Dans le secteur extrahospitalier salarié, les infirmières exercent sous la responsabilité d'un médecin de secteur psychiatrique, et non sous la responsabilité des médecins généralistes du quartier. En conséquence, elles ne peuvent exécuter les actes prescrits par ces derniers. Ce sont les infirmières libérales qui en sont chargées.

Existe-t-il des règles d'exercice communes aux pays de l'UE ?

Actuellement, non. Chaque infirmière doit respecter les règles en vigueur dans le pays où elle désire exercer. Elle doit veiller à compléter sa formation si elle le juge nécessaire. Pour ce qui concerne l'activité des infirmières DE, l'équivalence des diplômes est définie par la directive du Conseil de l'UE du 27 juin 1977.

Quels sont les textes européens qui déterminent la circulation des infirmières dans l'UE ?

Article L. 4311-22, modifié par l'ordonnance n° 2009-1585 du 17 décembre 2009 – art. 9

L'infirmier ou l'infirmière, ressortissant d'un État membre de l'Union européenne (UE) ou d'un autre État partie à l'accord sur l'Espace économique européen, qui est établi et exerce légalement les activités d'infirmier responsable des soins généraux dans un État, membre ou partie, peut exécuter en France des actes professionnels, de manière temporaire et occasionnelle, sans avoir à procéder aux formalités prévues à l'article L. 4311-15.
L'exécution de ces actes est subordonnée à une déclaration préalable, qui est accompagnée de pièces justificatives dont la liste est fixée par arrêté du ministre chargé de la Santé. Le prestataire de services doit posséder les connaissances linguistiques nécessaires à la réalisation de la prestation et celles relatives aux systèmes de poids et mesures utilisés en France.
Le prestataire de services est soumis aux conditions d'exercice de la profession, aux règles professionnelles applicables en France et à la juridiction disciplinaire compétente.

Lorsque le titre de formation ne bénéficie pas d'une reconnaissance en application de l'article L. 4311-3, les qualifications professionnelles du prestataire sont vérifiées avant la première prestation de services. En cas de différence substantielle entre les qualifications du prestataire et la formation exigée en France, de nature à nuire à la santé publique, l'autorité compétente demande au prestataire d'apporter la preuve qu'il a acquis les connaissances et compétences manquantes, notamment au moyen de mesures de compensation.
L'infirmier ou l'infirmière peut faire usage de son titre de formation dans la langue de l'État qui le lui a délivré. Il (ou elle) est tenue de faire figurer le lieu et l'établissement où il l'a obtenu.
Dans le cas où le titre de formation de l'État d'origine, membre ou partie, est susceptible d'être confondu avec un titre exigeant en France une formation complémentaire, le Conseil national de l'Ordre peut décider que l'intéressé fera état du titre de formation de l'État d'origine, membre ou partie, dans une forme appropriée qu'il lui indique.
La prestation est réalisée sous le titre professionnel français d'infirmier ou d'infirmière. Toutefois, lorsque le titre de formation ne bénéficie pas de la reconnaissance en application de l'article L. 4311-3 et dans le cas où les qualifications n'ont pas été vérifiées, la prestation est réalisée sous le titre professionnel de l'État membre d'établissement, de manière à éviter toute confusion avec le titre professionnel français.
La déclaration précise, le cas échéant, qu'elle concerne l'exercice de la spécialité d'infirmière anesthésiste, d'infirmier de bloc opératoire ou d'infirmière puéricultrice.

PARTIE II

Les soins

DÉFINITION DES SOINS

Soins et responsabilités infirmières en cas de faute *(voir partie XI : Les responsabilités)*

Exemple

- Contamination infectieuse
- Nécrose après perfusion
- Lésion du sciatique
- Erreur de posologie
- Défaut de surveillance

Responsabilité pénale et faute de soin

L'article 121-1 du Code pénal énonce :
« Nul n'est responsable pénalement que de son propre fait. »
La responsabilité pénale est individuelle. Lorsque survient un accident médical au sein d'une équipe de soins, ce qui est pris en compte, c'est l'acte individuel de chacun à l'intérieur de l'équipe ou l'absence d'acte.
La responsabilité pénale de l'infirmière est entière s'il est établi de façon formelle qu'elle a commis une faute dans l'organisation ou l'exécution des soins, et si une relation de cause à effet existe entre cette faute reconnue et le dommage subi par le malade.

Exemple

1. Condamnation d'une infirmière pour coups et blessures involontaires à la suite d'une nécrose après perfusion.
Faute établie : défaut de surveillance, non-respect du protocole en matière de perfusion antimitotique.
2. Condamnation d'une infirmière pour coups et blessures involontaires après une lésion du sciatique.
Faute établie : injection faite dans le cadran supéro-interne de la fesse.

3. Condamnation d'une infirmière pour coups et blessures involontaires à la suite d'un abcès de fesse.
Faute établie : défaut d'asepsie.
N.B. Il est très difficile d'établir l'existence d'une faute d'asepsie. Cependant, en matière d'injection, elle est probable en cas d'abcès.
4. Nombreuses condamnations d'infirmières pour homicide involontaire à l'occasion d'erreurs de posologie.
Faute établie : inattention ou non-vérification de la posologie.
N.B. La prescription écrite et signée du médecin ne dispense pas l'infirmière de s'assurer de la bonne posologie et de la voie d'administration (Réf. Grenoble 1981).
Mais relaxe d'une infirmière poursuivie et inculpée de coups et blessures involontaires après lésion du nerf sciatique par injection IM.
Aucune faute reconnue : le malade présentait une anomalie congénitale du sciatique.

Responsabilité civile et administrative en cas de faute de soin

Dans le secteur public

La responsabilité civile de l'infirmière, en cas de faute de soins, est soumise aux règles de droit administratif, et en particulier aux dispositions du statut de fonctionnaire (art. 11 de la loi du 13 juillet 1983).

S'il s'agit d'une faute de service, c'est-à-dire d'une faute involontaire et dans l'exercice des fonctions, c'est l'établissement employeur qui prend en charge les dommages-intérêts à payer au malade (cas général).

S'il s'agit d'une faute personnelle détachable, c'est-à-dire volontaire ou en dehors de l'exercice des fonctions, c'est l'infirmière qui prend en charge les dommages et intérêts à verser au malade (cas exceptionnel).

Dans le secteur privé

C'est l'employeur qui doit prendre en charge les dommages et intérêts à verser au malade sauf faute volontaire, selon les règles du droit civil. Selon l'article L. 1142-2 du CSP, « Les établissements de santé exerçant des activités de soins ainsi que les producteurs et fournisseurs de produits de santé sont tenus de souscrire une assurance destinée à les garantir pour leur responsabilité civile ou administrative susceptible d'être engagée en raison de dommages subis par des tiers et résultant d'atteintes à la personne, survenant dans le cadre de l'ensemble des activités de soins... L'assurance des établissements couvre leurs salariés agissant dans la limite de la mission qui leur a été impartie, même si ceux-ci disposent d'une indépendance dans l'exercice de l'art médical. [...] Le contrat ne garantit pas les sinistres dont le fait générateur était connu de l'assuré à la date de la souscription. »

Dans le secteur libéral

Chaque infirmière est tenue de souscrire une assurance responsabilité civile professionnelle pour couvrir les risques civils de ses fautes. Selon l'article L. 1142-2, les professionnels de santé exerçant à titre libéral sont tenus de souscrire une assurance responsabilité civile professionnelle (loi du 4 mars 2002 relative aux droits des malades et à la qualité du système de santé).

Actes qui relèvent du rôle propre

Les soins infirmiers relevant du rôle propre, c'est-à-dire de la prescription infirmière autonome dont l'indépendance professionnelle est juridiquement reconnue, sont définis par les articles R. 4311-3 à 6 du CSP.

Article R. 4311-3

« Relèvent du rôle propre de l'infirmier ou de l'infirmière les soins liés aux fonctions d'entretien et de continuité de la vie et visant à compenser partiellement ou totalement un manque ou une diminution d'autonomie d'une personne ou d'un groupe de personnes. Dans ce cadre, l'infirmier ou l'infirmière a compétence pour prendre les initiatives et accomplir les soins qu'il juge nécessaires conformément aux dispositions des articles R. 4311-5 et R. 4311-6. Il identifie les besoins de la personne, pose un diagnostic infirmier, formule des objectifs de soins, met en œuvre les actions appropriées et les évalue. Il peut élaborer, avec la participation des membres de l'équipe soignante, des protocoles de soins infirmiers relevant de son initiative. Il est chargé de la conception, de l'utilisation et de la gestion du dossier de soins infirmiers. »

Article R. 4311-4

« Lorsque les actes accomplis et les soins dispensés relevant de son rôle propre sont dispensés dans un établissement ou un service à domicile à caractère sanitaire, social ou médico-social, l'infirmier ou l'infirmière peut, sous sa responsabilité, les assurer avec la collaboration d'aides-soignants, d'auxiliaires de puériculture ou d'aides médico-psychologiques qu'il encadre et dans les limites de la qualification reconnue à ces derniers du fait de leur formation. Cette collaboration peut s'inscrire dans le cadre des protocoles de soins infirmiers mentionnés à l'article R. 4311-3. »

Article R. 4311-5

« Dans le cadre de son rôle propre, l'infirmier ou l'infirmière **accomplit les actes** ou dispense les soins suivants visant à identifier les risques et à assurer le confort et la sécurité de la personne et de son environnement et comprenant son information et celle de son entourage :

1° Soins et procédés visant à assurer l'hygiène de la personne et de son environnement ;
2° Surveillance de l'hygiène et de l'équilibre alimentaire ;
3° Dépistage et évaluation des risques de maltraitance ;
4° Aide à la prise des médicaments présentés sous forme non injectable ;
5° Vérification de leur prise ;
6° Surveillance de leurs effets et éducation du patient ;
7° Administration de l'alimentation par sonde gastrique, sous réserve des dispositions prévues à l'article R. 4311-7 et changement de sonde d'alimentation gastrique ;
8° Soins et surveillance de patients en assistance nutritive entérale ou parentérale ;
9° Surveillance de l'élimination intestinale et urinaire et changement de sondes vésicales ;
10° Soins et surveillance des patients sous dialyse rénale ou péritonéale ;
11° Soins et surveillance des patients placés en milieu stérile ;
12° Installation du patient dans une position en rapport avec sa pathologie ou son handicap ;
13° Préparation et surveillance du repos et du sommeil ;
14° Lever du patient et aide à la marche ne faisant pas appel aux techniques de rééducation ;
15° Aspirations des sécrétions d'un patient qu'il soit ou non intubé ou trachéotomisé ;
16° Ventilation manuelle instrumentale par masque ;
17° Utilisation d'un défibrillateur semi-automatique et surveillance de la personne placée sous cet appareil ;
18° Administration en aérosols de produits non médicamenteux ;
19° Recueil des observations de toute nature susceptibles de concourir à la connaissance de l'état de santé de la personne et appréciation des principaux paramètres servant à sa surveillance : température, pulsations, pression artérielle, rythme respiratoire, volume de la diurèse, poids, mensurations, réflexes pupillaires, réflexes de défense cutanée, observations des manifestations de l'état de conscience, évaluation de la douleur ;
20° Réalisation, surveillance et renouvellement des pansements non médicamenteux ;
21° Réalisation et surveillance des pansements et des bandages autres que ceux mentionnés à l'article R. 4311-7 ;
22° Prévention et soins d'escarres ;
23° Prévention non médicamenteuse des thromboses veineuses ;
24° Soins et surveillance d'ulcères cutanés chroniques ;
25° Toilette périnéale ;
26° Préparation du patient en vue d'une intervention, notamment soins cutanés préopératoires ;
27° Recherche des signes de complications pouvant survenir chez un patient porteur d'un dispositif d'immobilisation ou de contention ;
28° Soins de bouche avec application de produits non médicamenteux ;

29° Irrigation de l'œil et instillation de collyres ;
30° Participation à la réalisation des tests à la sueur et recueil des sécrétions lacrymales ;
31° Surveillance de scarifications, injections et perfusions mentionnées aux articles R. 4311-7 et R. 4311-9 ;
32° Surveillance de patients ayant fait l'objet de ponction à visée diagnostique ou thérapeutique ;
33° Pose de timbres tuberculiniques et lecture ;
34° Détection de parasitoses externes et soins aux personnes atteintes de celles-ci ;
35° Surveillance des fonctions vitales et maintien de ces fonctions par des moyens non invasifs et n'impliquant pas le recours à des médicaments ;
36° Surveillance des cathéters, sondes et drains ;
37° Participation à la réalisation d'explorations fonctionnelles, à l'exception de celles mentionnées à l'article R. 4311-10, et pratique d'examens non vulnérants de dépistage de troubles sensoriels ;
38° Participation à la procédure de désinfection et de stérilisation des dispositifs médicaux réutilisables ;
39° Recueil des données biologiques obtenues par des techniques à lecture instantanée suivantes : a) Urines : glycosurie acétonurie, protéinurie, recherche de sang, potentiels en ions hydrogène, pH ; b) Sang : glycémie, acétonémie ;
40° Entretien d'accueil privilégiant l'écoute de la personne avec orientation si nécessaire ;
41° Aide et soutien psychologique. Observation et surveillance des troubles du comportement. »

Article R. 4311-5-1

« L'infirmier ou l'infirmière est habilité à pratiquer l'injection du vaccin antigrippal, à l'exception de la première injection, dans les conditions définies à l'article R. 4311-3, et conformément au résumé des caractéristiques du produit annexé à l'autorisation de mise sur le marché du vaccin injecté, sur certaines personnes dont les conditions d'âge et les pathologies dont elles peuvent souffrir sont précisées par arrêté du ministre chargé de la Santé.
L'infirmier ou l'infirmière indique dans le dossier de soins infirmiers l'identité du patient, la date de réalisation du vaccin ainsi que le numéro de lot du vaccin lors de l'injection.
Il ou elle déclare au centre de pharmacovigilance les effets indésirables portés à sa connaissance susceptibles d'être dus au vaccin. »

Article R. 4311-6

« Dans le domaine de la santé mentale, outre les actes et soins mentionnés à l'article R. 4311-5, l'infirmier ou l'infirmière accomplit les actes et soins suivants :
1° Entretien d'accueil du patient et de son entourage ;
2° Activités à visée sociothérapeutique individuelle ou de groupe ;

3° Surveillance des personnes en chambre d'isolement;
4° Surveillance et évaluation des engagements thérapeutiques qui associent le médecin, l'infirmier ou l'infirmière et le patient. »

Actes sur prescriptions médicales

Article R. 4311-7

L'infirmier ou l'infirmière est habilité à pratiquer les actes suivants soit en application d'une prescription médicale qui, sauf urgence, est écrite, qualitative et quantitative, datée et signée, soit en application d'un protocole écrit, qualitatif et quantitatif, préalablement établi, daté et signé par un médecin :
1° Scarifications, injections et perfusions autres que celles mentionnées au deuxième alinéa de l'article R. 4311-9, instillations et pulvérisations;
2° Scarifications et injections destinées aux vaccinations ou aux tests tuberculiniques;
3° Mise en place et ablation d'un cathéter court ou d'une aiguille pour perfusion dans une veine superficielle des membres ou dans une veine épicrânienne;
4° Surveillance de cathéters veineux centraux et de montages d'accès vasculaires implantables mis en place par un médecin;
5° Injections et perfusions, à l'exclusion de la première, dans ces cathéters ainsi que dans les cathéters veineux centraux et ces montages :
a) De produits autres que ceux mentionnés au deuxième alinéa de l'article R. 4311-9;
b) De produits ne contribuant pas aux techniques d'anesthésie générale ou locorégionale mentionnées à l'article R. 4311-12. Ces injections et perfusions font l'objet d'un compte rendu d'exécution écrit, daté et signé par l'infirmier ou l'infirmière et transcrit dans le dossier de soins infirmiers;
6° Administration des médicaments sans préjudice des dispositions prévues à l'article R. 4311-6;
7° Pose de dispositifs transcutanés et surveillance de leurs effets;
8° Renouvellement du matériel de pansements médicamenteux;
9° Réalisation et surveillance de pansements spécifiques;
10° Ablation du matériel de réparation cutanée;
11° Pose de bandages de contention;
12° Ablation des dispositifs d'immobilisation et de contention;
13° Renouvellement et ablation des pansements médicamenteux, des systèmes de tamponnement et de drainage, à l'exception des drains pleuraux et médiastinaux;
14° Pose de sondes gastriques en vue de tubage, d'aspiration, de lavage ou d'alimentation gastrique;
15° Pose de sondes vésicales en vue de prélèvement d'urines, de lavage, d'instillation, d'irrigation ou de drainage de la vessie, sous réserve des dispositions du troisième alinéa de l'article R. 4311-10;

16° Instillation intra-urétrale ;
17° Injection vaginale ;
18° Pose de sondes rectales, lavements, extractions de fécalomes, pose et surveillance de goutte-à-goutte rectal ;
19° Appareillage, irrigation et surveillance d'une plaie, d'une fistule ou d'une stomie ;
20° Soins et surveillance d'une plastie ;
21° Participation aux techniques de dilatation de cicatrices ou de stomies ;
22° Soins et surveillance d'un patient intubé ou trachéotomisé, le premier changement de canule de trachéotomie étant effectué par un médecin ;
23° Participation à l'hyperthermie et à l'hypothermie ;
24° Administration en aérosols et pulvérisations de produits médicamenteux ;
25° Soins de bouche avec application de produits médicamenteux et, en tant que de besoin, aide instrumentale ;
26° Lavage de sinus par l'intermédiaire de cathéters fixés par le médecin ;
27° Bains d'oreilles et instillations médicamenteuses ;
28° Enregistrements simples d'électrocardiogrammes, d'électroencéphalogrammes et de potentiels évoqués sous réserve des dispositions prévues à l'article R. 4311-10 ;
29° Mesure de la pression veineuse centrale ;
30° Vérification du fonctionnement des appareils de ventilation assistée ou du monitorage, contrôle des différents paramètres et surveillance des patients placés sous ces appareils
31° Pose d'une sonde à oxygène ;
32° Installation et surveillance des personnes placées sous oxygénothérapie normobare et à l'intérieur d'un caisson hyperbare ;
33° Branchement, surveillance et débranchement d'une dialyse rénale, péritonéale ou d'un circuit d'échanges plasmatiques ;
34° Saignées ;
35° Prélèvements de sang par ponction veineuse ou capillaire ou par cathéter veineux ;
36° Prélèvements de sang par ponction artérielle pour gazométrie ;
37° Prélèvements non sanglants effectués au niveau des téguments ou des muqueuses directement accessibles ;
38° Prélèvements et collecte de sécrétions et d'excrétions ;
39° Recueil aseptique des urines ;
40° Transmission des indications techniques se rapportant aux prélèvements en vue d'analyses de biologie médicale ;
41° Soins et surveillance des personnes lors des transports sanitaires programmés entre établissements de soins ;
42° Entretien individuel et utilisation au sein d'une équipe pluridisciplinaire de techniques de médiation à visée thérapeutique ou psychothérapique ;
43° Mise en œuvre des engagements thérapeutiques qui associent le médecin, l'infirmier ou l'infirmière et le patient, et des protocoles d'isolement.

Article R. 4311-8

« L'infirmier ou l'infirmière est habilité à entreprendre et à adapter les traitements antalgiques, dans le cadre des protocoles préétablis, écrits, datés et signés par un médecin. Le protocole est intégré dans le dossier de soins infirmiers. »

Article R. 4311-9

« L'infirmier ou l'infirmière est habilité à accomplir sur prescription médicale écrite, qualitative et quantitative, datée et signée, les actes et soins suivants, à condition qu'un médecin puisse intervenir à tout moment :
1° Injections et perfusions de produits d'origine humaine nécessitant, préalablement à leur réalisation, lorsque le produit l'exige, un contrôle d'identité et de compatibilité obligatoire effectué par l'infirmier ou l'infirmière ;
2° Injections de médicaments à des fins analgésiques dans des cathéters périduraux et intrathécaux ou placés à proximité d'un tronc ou d'un plexus nerveux, mis en place par un médecin et après que celui-ci a effectué la première injection ;
3° Préparation, utilisation et surveillance des appareils de circulation extracorporelle ;
4° Ablation de cathéters centraux et intrathécaux ;
5° Application d'un garrot pneumatique d'usage chirurgical ;
6° Pose de dispositifs d'immobilisation ;
7° Utilisation d'un défibrillateur manuel ;
8° Soins et surveillance des personnes, en postopératoire, sous réserve des dispositions prévues à l'article R. 4311-12 ;
9° Techniques de régulation thermique, y compris en milieu psychiatrique ;
10° Cures de sevrage et de sommeil. »

Article R. 4311-10

« L'infirmier ou l'infirmière participe à la mise en œuvre par le médecin des techniques suivantes :
1° Première injection d'une série d'allergènes ;
2° Premier sondage vésical chez l'homme en cas de rétention ;
3° Enregistrement d'électrocardiogrammes et d'électroencéphalogrammes avec épreuves d'effort ou emploi de médicaments modificateurs ;
4° Prise et recueil de pression hémodynamique faisant appel à des techniques à caractère vulnérant autres que celles mentionnées à l'article R. 4311-7 ;
5° Actions mises en œuvre en vue de faire face à des situations d'urgence vitale ;
6° Explorations fonctionnelles comportant des épreuves pharmacodynamiques, d'effort, de stimulation ou des tests de provocation ;
7° Pose de systèmes d'immobilisation après réduction ;
8° Activités, en équipe pluridisciplinaire, de transplantation d'organes et de greffe de tissus ;

9° Transports sanitaires :
a) Transports sanitaires urgents entre établissements de soins effectués dans le cadre d'un service mobile d'urgence et de réanimation ;
b) Transports sanitaires médicalisés du lieu de la détresse vers un établissement de santé effectués dans le cadre d'un service mobile d'urgence et de réanimation ;
10° Sismothérapie et insulinothérapie à visée psychiatrique. »

Article R. 4311-11

« L'infirmier ou l'infirmière titulaire du diplôme d'État de bloc opératoire ou en cours de formation préparant à ce diplôme, **exerce en priorité** les activités suivantes :
1° Gestion des risques liés à l'activité et à l'environnement opératoire ;
2° Élaboration et mise en œuvre d'une démarche de soins individualisée en bloc opératoire et secteurs associés ;
3° Organisation et coordination des soins infirmiers en salle d'intervention ;
4° Traçabilité des activités au bloc opératoire et en secteurs associés ;
5° Participation à l'élaboration, à l'application et au contrôle des procédures de désinfection et de stérilisation des dispositifs médicaux réutilisables visant à la prévention des infections nosocomiales au bloc opératoire et en secteurs associés. En peropératoire, l'infirmier ou l'infirmière titulaire du diplôme d'État de bloc opératoire ou l'infirmier ou l'infirmière en cours de formation préparant à ce diplôme exerce les activités de circulant, d'instrumentiste et d'aide opératoire en présence de l'opérateur. Il est habilité à exercer dans tous les secteurs où sont pratiqués des actes invasifs à visée diagnostique, thérapeutique, ou diagnostique et thérapeutique dans les secteurs de stérilisation du matériel médico-chirurgical et dans les services d'hygiène hospitalière. »

Article R. 4311-12

« L'infirmier ou l'infirmière, anesthésiste diplômé d'État, est seul habilité, à condition qu'un médecin anesthésiste-réanimateur puisse intervenir à tout moment, et après qu'un médecin anesthésiste-réanimateur a examiné le patient et établi le protocole, à appliquer les techniques suivantes :
1° Anesthésie générale ;
2° Anesthésie locorégionale et réinjections dans le cas où un dispositif a été mis en place par un médecin anesthésiste-réanimateur ;
3° Réanimation peropératoire. Il accomplit les soins et peut, à l'initiative exclusive du médecin anesthésiste-réanimateur, réaliser les gestes techniques qui concourent à l'application du protocole. En salle de surveillance postinterventionnelle, il assure les actes relevant des techniques d'anesthésie citées aux 1°, 2° et 3° et est habilité à la prise en charge de la douleur postopératoire relevant des mêmes techniques. Les transports sanitaires mentionnés à l'article R. 4311-10 sont réalisés en priorité par l'infirmier ou

l'infirmière anesthésiste diplômé d'État. L'infirmier ou l'infirmière, en cours de formation préparant à ce diplôme, peut participer à ces activités en présence d'un infirmier anesthésiste diplômé d'État. »

Article R. 4311-13

« Les actes concernant les enfants de la naissance à l'adolescence, et en particulier ceux ci-dessous énumérés, sont dispensés **en priorité** par une infirmière titulaire du diplôme d'État de puéricultrice et l'infirmier ou l'infirmière en cours de formation préparant à ce diplôme :

1° Suivi de l'enfant dans son développement et son milieu de vie ;

2° Surveillance du régime alimentaire du nourrisson ;

3° Prévention et dépistage précoce des inadaptations et des handicaps ;

4° Soins du nouveau-né en réanimation ;

5° Installation, surveillance et sortie du nouveau-né placé en incubateur ou sous photothérapie. »

Article R. 4311-14

« En l'absence d'un médecin, l'infirmier ou l'infirmière est habilité, après avoir reconnu une situation comme relevant de l'urgence ou de la détresse psychologique, à mettre en œuvre des protocoles de soins d'urgence, préalablement écrits, datés et signés par le médecin responsable. Dans ce cas, l'infirmier ou l'infirmière accomplit les actes conservatoires nécessaires jusqu'à l'intervention d'un médecin. Ces actes doivent obligatoirement faire l'objet de sa part d'un compte rendu écrit, daté, signé, remis au médecin et annexé au dossier du patient. En cas d'urgence et en dehors de la mise en œuvre du protocole, l'infirmier ou l'infirmière décide des gestes à pratiquer en attendant que puisse intervenir un médecin. Il prend toutes mesures en son pouvoir afin de diriger la personne vers la structure de soins la plus appropriée à son état. »

Article R. 4311-15

« Selon le secteur d'activité où il exerce, y compris dans le cadre des réseaux de soins, et en fonction des besoins de santé identifiés, l'infirmier ou l'infirmière propose des actions, les organise ou y participe dans les domaines suivants :

1° Formation initiale et formation continue du personnel infirmier, des personnels qui l'assistent et éventuellement d'autres personnels de santé ;

2° Encadrement des stagiaires en formation ;

3° Formation, éducation, prévention et dépistage, notamment dans le domaine des soins de santé primaires et communautaires ;

4° Dépistage, prévention et éducation en matière d'hygiène, de santé individuelle et collective et de sécurité ;

5° Dépistage des maladies sexuellement transmissibles, des maladies professionnelles, des maladies endémiques, des pratiques addictives ;
6° Éducation à la sexualité ;
7° Participation à des actions de santé publique ;
8° Recherche dans le domaine des soins infirmiers et participation à des actions de recherche pluridisciplinaire. Il participe également à des actions de secours, de médecine de catastrophe et d'aide humanitaire, ainsi qu'à toute action coordonnée des professions de santé et des professions sociales conduisant à une prise en charge globale des personnes. »

Article D 4311-15-1 créé par le décret n° 2012-35 du 10 janvier 2012 – art. 1

Lorsque l'infirmier ou l'infirmière procède au renouvellement d'une prescription de médicaments contraceptifs oraux dans les conditions prévues au quatrième alinéa de l'article L. 4311-1 du CSP, il ou elle inscrit sur l'original de l'ordonnance médicale les indications suivantes :
1° Son nom, son prénom et le numéro obtenu lors de l'enregistrement prévu à l'article L. 4311-15 ;
2° La mention « Renouvellement infirmier » ;
3° La durée de ce renouvellement, exprimée en mois et qui ne peut excéder six mois ;
4° La date à laquelle ce renouvellement est effectué.

Que signifie « rôle propre » ?

Le terme de « rôle propre » représente juridiquement la reconnaissance d'une compétence infirmière indépendante de la prescription médicale et limitée. Il s'agit de « prescriptions infirmières » limitées aux soins infirmiers tels qu'ils sont définis par les articles R. 4311-3 à 6 du CSP. Ces articles disposent que l'infirmière a compétence pour prendre les initiatives qu'elle juge nécessaires, poser un diagnostic infirmier et mettre en œuvre les actions de soins appropriées. C'est-à-dire que, si l'infirmière ne prend pas l'initiative de ces soins et qu'il en résulte un dommage pour le malade, elle est susceptible d'en répondre et donc de voir sa responsabilité engagée. La notion de capacité professionnelle autonome est indissociable de la notion de responsabilité ; la responsabilité, corollaire du libre arbitre, implique que chacun réponde de ses actes. Cette compétence posée en termes d'« initiative » n'est donc pas sans effet juridique, notamment en matière d'organisation de soins et de surveillance de « personnes placées en milieu stérile », de « nouveau-nés en incubateur » ou de surveillance de l'état de conscience ainsi qu'en matière d'évaluation de la douleur et de gestion des risques liés aux soins.

Le rôle propre est étendu, il dépasse la notion de soins de nursing.
Les soins de surveillance eux-mêmes, dont elle doit avoir l'initiative et qu'elle doit mettre en œuvre, ne sont pas définis. Il lui appartient de les définir, chaque fois que cela sera nécessaire, seule ou en concertation avec ses collègues et le corps médical, guidée par l'intérêt du malade qui doit toujours primer, sans oublier que chaque malade est un être unique, avec son histoire de vie ou de malade, ses antécédents, et ses particularités qu'il ne partage avec aucun autre.
Dans le cadre de son rôle propre, l'infirmière est tenue d'identifier les risques encourus par le patient et de prendre toutes les mesures destinées à assurer sa sécurité (art. R. 4311-5 du CSP).

Article R. 4311-9

La présence du médecin est-elle indispensable pour effectuer des actes relevant de l'article R. 4311-9 du CSP ?

Ces actes sont considérés comme des soins infirmiers ; ils relèvent de la compétence d'exécution de l'infirmière et, en tant que tels, ne nécessitent pas la présence physique du médecin au chevet lors de leur exécution ; cependant, ils font obligatoirement l'objet d'une prescription médicale préalable écrite par le médecin et ne peuvent être accomplis *qu'à condition de pouvoir faire intervenir un médecin à tout moment par l'IDE*.

Article R. 4311-10

La présence du médecin est-elle indispensable pour effectuer des actes relevant de l'article R. 4311-10 du CSP ?

Les techniques relevant de l'article R. 4311-10 sont des techniques médicales que l'infirmière n'est pas habilitée à « accomplir » mais auxquelles elle peut « participer ». Elle n'exécute pas elle-même la technique, elle assiste le médecin mais ne se substitue pas à lui. Il s'agit en effet de la mise en œuvre de techniques médicales comportant des risques pour le patient.

Les cas de refus de soins

Une infirmière peut-elle refuser d'exécuter un acte qui n'est pas de sa compétence ?

Oui, s'il s'agit d'un acte de compétence exclusivement médicale.
Cependant, en cas d'urgence, une infirmière est tenue de porter secours à un malade et de pratiquer les actes de sauvegarde qu'elle connaît.
Ainsi, une infirmière du secteur public, en cas d'empêchement de l'agent chargé d'un travail et en cas d'urgence, ne peut refuser d'exécuter ce travail, sous prétexte que celui-ci n'entre pas dans sa spécialité ou n'est pas en rapport avec ses attributions ou son grade.
Toutefois, cette exception ne peut prétexter une habitude qui fasse échec aux règles d'exercice de la profession (art. 99, loi n° 86-33 du 9 janvier 1986 portant statut de la fonction publique hospitalière).

4 LES SOINS D'URGENCE

Définition de l'urgence

L'urgence est une situation de détresse du malade nécessitant une action rapide de l'infirmière ou du médecin, sans laquelle sa vie serait compromise. Ne pas répondre à cette détresse pourrait constituer une non-assistance à personne en danger. L'article R. 4311-14 du CSP dispose que l'infirmière est compétente pour :
- reconnaître une situation d'urgence ou de détresse psychologique ;
- mettre en œuvre un protocole de soins d'urgence, préalablement écrit, daté et signé par le médecin responsable ;
- accomplir les actes conservatoires nécessaires (gestes de sauvegarde) jusqu'à l'intervention du médecin.

En l'absence de protocole préalablement établi par le médecin, l'infirmière est compétente pour :
- décider des gestes à pratiquer en attendant que puisse intervenir un médecin ;
- prendre toutes mesures en son pouvoir afin de diriger le patient vers la structure de soins la plus appropriée à son état.

Toute décision prise par l'infirmière en cas d'urgence doit être portée dès que possible à la connaissance du médecin, transcrite sur le dossier de soins ou faire l'objet d'un compte rendu écrit.

Peut être considéré comme urgent un acte qui, s'il n'est réalisé dans les meilleurs délais, ferait perdre au patient une chance de guérir ou de survivre.

Quels sont les actes conservatoires pour lesquels l'infirmière est compétente ?

Ces actes peuvent être définis dans un protocole de soins d'urgence préalablement établi par le médecin.

En l'absence de protocole, l'infirmière doit pratiquer les actes, dont elle a l'expérience ou qu'elle connaît, nécessaires à la vie du malade.

La règle est celle du bon sens. L'infirmière doit faire tout ce qui est possible et de son mieux. L'intérêt du malade doit être privilégié.

Que faire quand le médecin refuse de se déplacer ?

S'il s'agit d'un interne, prévenir le médecin de garde.
S'il s'agit d'un médecin de garde et si la sécurité du malade semble compromise, prévenir l'administrateur de garde après avoir avisé le médecin de cette démarche. Les appels à un médecin de garde et leur motif doivent faire l'objet d'une traçabilité dans le dossier. Enfin, en dernier recours, les infirmières exerçant dans des structures très isolées peuvent, devant une situation d'urgence, faire appel au SAMU ou à police-secours, qui se chargera de trouver un médecin acceptant de se déplacer.

Quelle preuve a une infirmière de son appel au médecin, la nuit ou le dimanche ?

Noter, sur le dossier du malade ou sur le registre de transmissions, la date, l'heure et le nom en clair du médecin appelé ainsi que le réel motif de l'appel.
Si possible, préférer le standard téléphonique aux lignes directes.

Que faire si le médecin de garde ne répond pas ou s'il est impossible de le trouver ?

- Appeler son confrère.
- Faire appel à l'administrateur de garde. Noter les appels dans le dossier de soin : date, heure, qui, motif.
- Ne jamais laisser un malade sans soins, quelle que soit la situation.

Une infirmière est-elle autorisée à sortir de l'établissement en cas d'urgence ?

Oui, si elle ne veut pas être poursuivie pour non-assistance à personne en danger à proximité et que son activité le lui permet.
Elle est tenue d'apporter un secours à proximité immédiate de l'établissement et avec les moyens dont elle dispose.
Elle prévient ou fait prévenir le responsable administratif de sa sortie.
Elle s'assure que les malades de son service ne sont pas en danger du fait de cette sortie.

Peut-on prendre des résultats de laboratoire par téléphone ?

Non, sauf s'il s'agit de résultats en urgence, mais ils doivent faire en même temps l'objet d'un résultat écrit validé par le laboratoire.

Jamais, s'il s'agit d'un résultat de groupe sanguin. Pour les groupes sanguins une validation écrite par une personne compétente est obligatoire, même en cas d'urgence. En attendant cette validation, il est possible, si l'urgence est vitale, d'utiliser d'autres substances, telles que le plasma, ou bien de prendre un sang de groupe O Rhésus négatif. Il appartient à chaque praticien ou chef de service de donner des directives dans cette éventualité.

Résultats par transmission électronique : Internet

La Commission nationale informatique et libertés demande un double affichage des résultats de groupage sanguin afin d'éviter les erreurs de transmission par voie électronique. Le résultat doit de toute façon être validé par écrit.

Résultats par télécopie

Les résultats par télécopie sont fiables. Le problème posé par la télécopie est celui du respect du secret professionnel, en cas d'erreur de numérotation toujours possible. Le télécopieur doit être protégé des indiscrétions.

Le résultat de groupage doit toujours être remis par écrit avec validation du responsable.

La pose d'un flacon de sang

La pose d'un flacon de sang ou de tout produit d'origine humaine nécessitant un contrôle de compatibilité obligatoire est un acte infirmier qui s'effectue à condition de pouvoir faire intervenir immédiatement un médecin en cas de nécessité.

Le contrôle de compatibilité doit toujours s'effectuer au lit du malade avec du sang prélevé au même moment.

Les contrôles effectués en infirmerie par une autre personne que celle qui pose le flacon sont interdits, de même que ceux qui seraient effectués avec du sang prélevé à un autre moment et conservé à cet effet.

Tout résultat de contrôle douteux doit conduire l'infirmière à ne pas poser le flacon et à faire appel à un médecin pour vérifier l'épreuve de compatibilité. Les juges apprécient sévèrement et condamnent les manquements à ces règles (circulaire DGS-DHOS n° 2003-582 du 15 décembre 2003 relative à la réalisation de l'acte transfusionnel. *Voir annexe 6.*)

L'ablation d'un drain thoracique est-elle un acte infirmier ?

Non. Il s'agit d'un acte médical qui doit être fait par un médecin selon l'article R. 4311-7-13e du CSP qui l'exclut des compétences infirmières. En revanche, la surveillance et l'ablation des systèmes de drainages ou tamponnements incombent aux infirmières sur prescription médicale.

La pose d'un cathéter est-elle un acte infirmier ?

Oui, s'il s'agit d'un cathéter court et s'il est posé dans une veine superficielle des membres ou une veine épicrânienne.
Non, s'il s'agit d'un cathéter long, central ou s'il est posé dans une veine profonde. Cette pose est alors de la compétence des médecins.

Une infirmière peut-elle effectuer un changement de canule de trachéotomie ?

Oui, il s'agit d'un acte infirmier (art. R. 4311-7-22e du CSP).
Cependant, attention : le premier changement de canule doit être effectué par un médecin.

Une infirmière peut-elle faire des soins de suites de couches tels qu'un toucher vaginal de vérification ?

Non, l'infirmière n'a aucune compétence pour procéder aux vérifications de suites de couches. Il s'agit d'actes relevant de la compétence des sages-femmes et des médecins. Les injections vaginales sont de la compétence des infirmières sur prescription médicale.

Le prélèvement intra-artériel pour gaz du sang est-il un acte infirmier ?

Oui, selon l'article R. 4311-7-36e du CSP.

L'arrêt de la ponction d'ascite est-il un acte infirmier ?

L'arrêt de la ponction d'ascite est une décision médicale. La surveillance des patients relève du rôle propre infirmier (art. R. 4311-5-32e du CSP) et l'ablation du dispositif se fait en présence du médecin.

Dans quelles conditions s'effectuent les électrocardiogrammes ?

Les électrocardiogrammes simples relèvent de la compétence infirmière sur prescription médicale (art. R. 4311-7-28e du CSP). Leur interprétation est de la compétence exclusive des médecins.
L'infirmière n'a aucune compétence pour lire et interpréter un électrocardiogramme. Elle doit se garder de donner une interprétation personnelle par téléphone. Le médecin doit se déplacer pour le lire lui-même.
Les électrocardiogrammes et les électroencéphalogrammes après épreuves d'effort ou emploi de médicaments modificateurs sont des actes effectués obligatoirement par un médecin. L'infirmière n'est pas habilitée à les accomplir seule ; elle assiste le médecin (art. R. 4311-10-3e du CSP).

Quelles sont les règles de l'exercice infirmier au cours d'une dialyse ?

Relèvent de l'initiative de l'infirmière dans le cadre de son rôle propre, sans prescription médicale, les soins infirmiers et la surveillance liés aux fonctions d'entretien et de continuité de la vie des personnes sous dialyse rénale et péritonéale (art. R. 4311-5-10e du CSP).
Relèvent des actes effectués sur prescription écrite, datée et signée par le médecin, les soins liés au branchement, au débranchement et à la surveillance même du bon déroulement d'une dialyse péritonéale ou rénale ou d'un circuit d'échange plasmatique (art. R. 4311-7-33e du CSP).

Le sondage chez l'homme est-il un acte infirmier ?

Oui. Cependant, en cas de rétention, le premier sondage est un acte médical effectué par un médecin auquel l'infirmière apporte son assistance (art. R. 4311-10-2ᵉ du CSP).

L'électrochoc est-il un acte infirmier ?

Les électrochocs ou actes de sismothérapie sont des actes médicaux, accomplis par les médecins eux-mêmes, assistés par une infirmière (art. R. 4311-10-10ᵉ du CPS).

Quelles sont les conditions de prélèvement pour la demande d'examens d'immuno-hématologie en vue d'une transfusion ?

Ces examens sont préalables à l'acte transfusionnel.
La demande d'examens d'immuno-hématologie regroupe les actes suivants.

La prescription médicale (ou ordonnance) des examens d'immuno-hématologie

Elle comporte de manière lisible :
- l'identification du patient : le nom de naissance, le(s) prénom(s), le nom usuel ou marital, le sexe et la date de naissance ainsi que l'identifiant lorsqu'il existe ;
- l'identification et la signature du médecin prescripteur ;
- la date de prescription ;
- les examens qui sont, au minimum, le groupage ABO-RH1, le phénotypage RH-KEL1, la recherche d'anticorps antiérythrocytaires et, dans un contexte d'allo-immunisation complexe, le phénotypage érythrocytaire étendu (lorsque la recherche d'anticorps antiérythrocytaires est positive, une épreuve directe de compatibilité au laboratoire est réalisée).

La prescription médicale est accompagnée, chaque fois que cela est nécessaire à l'attribution du produit sanguin labile, d'une fiche médicale de suivi, confidentielle, qui mentionne les renseignements cliniques nécessaires à la réalisation et à l'interprétation des résultats des examens.

La fiche de prélèvement

Elle accompagne le prélèvement et précise le nom, le prénom, la qualité et la signature de la personne ayant effectué le prélèvement ainsi que la date, l'heure du prélèvement et le nombre d'échantillons transmis.

Le(s) prélèvement(s) sanguin(s)

Il est porté une attention toute particulière à l'identification du prélèvement :
- une étiquette d'identification est apposée sur le(s) tube(s) par la personne qui a prélevé, immédiatement après le prélèvement du patient et en sa présence. Cette étiquette porte le nom de naissance, le(s) prénom(s), le nom usuel ou marital, le sexe, la date de naissance du patient, la date et, si possible, l'heure de prélèvement ainsi que l'identifiant du patient lorsqu'il existe ;
- une dernière vérification des informations portées sur l'étiquette est effectuée en demandant au patient de décliner son identité. À défaut, la confrontation de plusieurs types de documents ou sources d'informations d'identité est systématiquement effectuée (dossier, famille, entourage...) ;
- une procédure d'identification, mise en place dans l'établissement de santé ou dans le centre de santé de l'établissement de transfusion sanguine, permet d'identifier le patient même lorsque l'identité est incomplète, approximative ou que l'anonymat est souhaité. Cette procédure permet également de relier l'identité du patient mentionnée sur la prescription à celle du patient à prélever.

La pose d'un plâtre est-elle un acte médical ?

Bien que la pose d'un dispositif d'immobilisation tel que la pose d'un plâtre soit toujours de la compétence médicale en vertu de l'arrêté du 6 janvier 1962, la pose de ces dispositifs d'immobilisation sans réduction préalable entre dans le champ de compétence infirmière selon l'article R. 4311-9 du CSP et sous réserve qu'un médecin puisse intervenir à tout moment. Toutefois, eu égard aux risques encourus par le patient à l'occasion d'une immobilisation plâtrée, il convient de respecter des règles de sécurité et de bon sens :
« 1. Il existe un protocole médical du service de pose de dispositif d'immobilisation daté et signé par un médecin responsable.
2. La prescription de pose du dispositif d'immobilisation est une prescription médicale écrite et nominative.
3. La réalisation du plâtre respecte la condition de pouvoir faire intervenir un médecin en cas de besoin à tout moment.
4. En cas de doute, plaie ou traumatisme ou lésion de la peau à prendre en compte pour la pose du dispositif d'immobilisation, il est indispensable de demander et de noter l'avis médical.

5. Une information adaptée sur la surveillance et les signes à observer est délivrée au patient ou à son entourage (mineur, personne âgée) verbalement et par écrit. Cette information délivrée est notée dans le dossier.
6. Une traçabilité complète de l'acte est enregistrée dans le dossier du patient : prescription, motif, conditions de réalisation, qui réalise l'acte, qui contrôle, qui informe, quelles recommandations.
7. Le patient externe est revu par le médecin avant son départ.
8. Le contrôle médical est noté.

La pose d'un système d'immobilisation après réduction est de la compétence exclusive d'un médecin ou chirurgien. L'infirmière assiste le médecin. Elle prépare et installe le patient, elle installe la salle et prépare le matériel. Elle assiste le médecin lors de la pose. Elle assure l'hygiène et le confort du patient. Elle veille au bon entretien et à l'hygiène du matériel et des locaux. Elle assure la surveillance du patient. Elle assure la traçabilité de l'acte médical. Elle participe à l'information et à l'éducation du patient par sa prise en charge des soins de surveillance.

La surveillance de toute immobilisation et la recherche des signes de complication relèvent de la compétence infirmière (art. R. 4311-5 du CSP).

L'ablation de dispositifs d'immobilisation et de contention est de la compétence infirmière sur prescription médicale (art. R. 4311-7-12e du CSP). »

6 LES SOINS DE SURVEILLANCE

Quelle est la responsabilité de l'infirmière lorsqu'un accident survient alors qu'il y a une insuffisance d'effectifs ou une surcharge de travail ?

La responsabilité pénale de l'infirmière reste engagée si elle a commis une faute. Cependant, si la surcharge de travail a favorisé la faute de l'infirmière, des circonstances atténuantes pourront être retenues et entraîner une atténuation de la peine.

Jurisprudence, cour de Colmar 1961

« Attendu que, compte tenu de l'insuffisance du nombre des infirmières et des difficultés d'appliquer strictement les règlements en raison de cette pénurie du personnel, il existe en la cause de larges circonstances atténuantes ; qu'il échet dès lors de ne prononcer que des peines d'amende... et de faire bénéficier les deux prévenues du sursis à l'exécution de la peine pécuniaire qui leur sera infligée... » (Amende avec sursis.)
Toute augmentation importante de la charge de travail susceptible de mettre en cause la sécurité des patients doit faire l'objet d'un signalement à la direction des soins et au responsable du service ou pôle d'activité.

Un malade à jeun boit avant une intervention. La responsabilité de l'infirmière peut-elle être engagée en cas de problème grave ?

Non, s'il s'agit d'un adulte responsable prévenu qu'il ne devait ni boire, ni manger, ni fumer.
Oui, si l'infirmière a omis de prévenir le malade ou s'il s'agit d'un enfant ou d'une personne sans discernement et qu'elle a omis de lui enlever son verre et a laissé à sa disposition une bouteille de boisson ou si elle omet de prévenir le médecin anesthésiste alors qu'elle en a été avertie.

Quelle est la responsabilité de l'infirmière dans le fonctionnement des appareils de ventilation artificielle et de monitorage ?

Elle doit assurer la vérification préalable de leur bon fonctionnement et demander l'intervention d'un médecin ou d'un technicien selon l'anomalie constatée.
La surveillance des appareils de ventilation artificielle et de monitorage usuels fait partie de la fonction infirmière.
La circulaire du 7 mai 1982 rappelle que, lorsqu'il existe, l'ingénieur biomédical doit également assurer la maintenance et les révisions systématiques de ces matériels.
L'article L. 5461-2 du CSP (loi du 18 janvier 1994) fait obligation à tout utilisateur d'un dispositif médical de signaler sans délai à l'autorité administrative tout incident ou risque d'incident susceptible d'entraîner le décès ou la dégradation de l'état du patient.
Le ministère de la Santé a publié un modèle de fiche d'alerte pour le suivi du matériel homologué ou certifié conforme aux normes CE et de ses accessoires (www.ansm.fr).
Chaque infirmière ou chaque médecin a l'obligation de tenir une fiche par incident ou risque identifié et de la transmettre à l'autorité compétente.

Une infirmière est-elle responsable en cas de brûlures graves d'un malade dans un bain trop chaud ?

Pénalement, oui, s'il s'agit d'une négligence et d'un défaut de surveillance, même s'il s'agit d'un adulte.
Plusieurs jurisprudences confirment la responsabilité pénale de l'infirmière ; en revanche, l'hôpital ou l'établissement privé est civilement responsable des conséquences préjudiciables au patient.

Surveillance des enfants en pédiatrie

En cas d'accident non médical

Une infirmière peut être tenue pour responsable des accidents survenus à des enfants en pédiatrie s'il existe un défaut de surveillance.

Au moment de la sortie

L'infirmière doit être particulièrement vigilante au moment de la sortie et s'assurer que la personne qui vient chercher l'enfant est en droit de le faire.
En outre, si elle ne connaît pas cette personne, elle doit se faire remettre une pièce d'identité.
Toute disparition de mineur d'un service doit immédiatement être signalée à l'administration et à la famille.

Une infirmière de l'Éducation nationale peut-elle avoir une activité de diagnostic ?

Une infirmière de santé scolaire peut poser un diagnostic infirmier et mettre en œuvre les soins infirmiers relevant de sa compétence propre ; elle ne diagnostique pas des maladies mais apporte son aide au médecin.
Selon l'article R. 4312-29 du CSP :
« L'infirmier communique au médecin prescripteur toute information en sa possession susceptible de concourir à l'établissement du diagnostic ou de permettre une meilleure adaptation du traitement en fonction de l'état de santé du patient ou de son évolution. »
Par ailleurs, elle participe et propose des actions, les organise ou y participe dans les domaines suivants :

- « Formation initiale et formation continue du personnel infirmier, des personnels qui l'assistent et éventuellement d'autres personnels de santé ;
- Encadrement des stagiaires en formation ;
- Formation, éducation, prévention et dépistage, notamment dans le domaine des soins de santé primaires et communautaires ;
- Dépistage, prévention et éducation en matière d'hygiène, de santé individuelle et collective et de sécurité ;
- Dépistage des maladies sexuellement transmissibles, des maladies professionnelles, des maladies endémiques, des pratiques addictives ;
- Éducation à la sexualité ;
- Participation à des actions de santé publique ;
- Recherche dans le domaine des soins infirmiers et participation à des actions de recherche pluridisciplinaire.

Il participe également à des actions de secours, de médecine de catastrophe et d'aide humanitaire, ainsi qu'à toute action coordonnée des professions de santé et des professions sociales conduisant à une prise en charge globale des personnes » (art. R. 4311-15 du CSP).
En cas d'urgence, et en l'absence du médecin, l'infirmière est habilitée, après avoir reconnu une situation comme relevant de l'urgence, à mettre en œuvre des protocoles de soins d'urgence préalablement écrits, datés et signés par le médecin responsable. Dans ce cas, l'infirmière accomplit les actes conservatoires nécessaires jusqu'à l'intervention d'un médecin. Ces actes doivent obligatoirement faire l'objet, de sa part et dès que possible, d'un compte rendu écrit, daté et signé et remis au médecin.
Lorsque la situation d'urgence s'impose à elle, l'infirmière décide des gestes à pratiquer en attendant que puisse intervenir un médecin. Elle prend toutes mesures en son pouvoir afin de diriger le patient vers la structure de soins la plus appropriée à son état (art. R. 4311-14 du CSP).

L'infirmière a donc compétence pour identifier une situation d'urgence. C'est à partir de son observation que, selon le degré d'urgence, elle prend la décision de faire intervenir un médecin, et/ou de prévenir la famille, ou, en cas d'urgence vitale, d'accomplir les « actes conservatoires nécessaires » en attendant l'arrivée du médecin.
Hors le cas d'urgence, il faut éviter de donner au médecin appelé un diagnostic par téléphone. Cela pourrait le conduire à prendre une décision thérapeutique erronée sans avoir vu le malade.

Peut-on reprocher à l'infirmière de ne pas avoir appelé un médecin dans un cas grave ?

Oui, si l'enfant présentait des signes alarmants facilement identifiables pour une infirmière.
Non, si rien dans l'état de l'enfant ne laissait supposer une aggravation rapide de cet état et si elle avait assuré une surveillance avisée telle qu'elle se pratique dans un cas pareil.
En cas d'incident susceptible d'avoir des suites non décelables immédiatement (exemple : chute sur la tête), il faut systématiquement prévenir les parents, et le médecin de l'établissement pour les élèves internes.

Quelle attitude adopter devant un enfant toxicomane ?

Prévenir un médecin susceptible d'intervenir : le médecin de l'établissement ou le médecin de santé scolaire chargé de l'établissement, ou le médecin traitant s'il est connu.

La responsabilité de l'infirmière peut-elle être engagée en cas d'accident grave de toxicomanie si elle était au courant de la situation et n'avait prévenu personne ?

Oui.

Qui prévenir ?

Le médecin, auquel il appartient d'avertir les parents (le médecin de l'établissement ou le médecin traitant si l'infirmière le connaît).

Quelle attitude adopter en présence de sévices sur un mineur ?

La loi punit de trois ans d'emprisonnement et de 45 000 euros d'amende celui qui, ayant connaissance de mauvais traitements ou de privations infligés à un enfant de moins de 16 ans, n'en aura pas averti les autorités administratives ou judiciaires (art. 434-3 du Code pénal).
« Lorsqu'un infirmier ou une infirmière discerne dans l'exercice de sa profession qu'un mineur est victime de sévices ou de privations, il doit mettre en œuvre les moyens les plus adéquats pour le protéger, en n'hésitant pas, si cela est nécessaire, à alerter les autorités médicales ou administratives compétentes lorsqu'il s'agit d'un mineur de moins de quinze ans » (art. R. 4312-7 du CSP).
En outre, si les sévices mettent la vie de l'enfant en danger, l'infirmière, par son silence, risque d'être poursuivie pour non-assistance à personne en danger.
Le dépistage et l'évaluation des risques de maltraitance relèvent de la compétence infirmière dans le cadre de son rôle propre, c'est-à-dire avec une responsabilité pleine et entière.

La vaccination est-elle un acte infirmier ?

L'infirmière est habilitée à pratiquer sur prescription médicale des scarifications et injections destinées aux vaccinations. Cet acte peut se faire sans prescriptions médicales dans le cadre de campagnes de vaccination contre la grippe menée par les CPAM (voir détails : www.ameli.fr.)

Une infirmière de l'Éducation nationale peut-elle administrer une contraception d'urgence à une élève de l'établissement scolaire ?

Oui, selon l'article L. 5134-1 du CSP et selon le protocole national annexé au décret du 27 mars 2001.
« Dans les établissements scolaires d'enseignement du second degré, si un médecin ou un centre de planification ou d'éducation familiale n'est pas immédiatement accessible, les infirmiers peuvent, à titre exceptionnel et en application d'un protocole national déterminé par décret, dans les cas d'urgence et de détresse caractérisée, administrer aux élèves mineures et majeures une contraception d'urgence. Elles assurent l'accompagnement psychologique de l'élève et veillent à la mise en œuvre du suivi médical. »

Ces dispositions imposent donc un encadrement strict à la délivrance de cette contraception d'urgence : devoir d'information et d'orientation de l'élève en difficulté, exigence d'une situation de détresse caractérisée de l'élève, compte rendu écrit, daté et signé et enfin suivi de l'élève.

Comment gérer la demande de soins par un mineur qui désire garder le secret à l'égard de ses parents ?

Si le médecin y consent, il peut mettre en œuvre un traitement ou une intervention qui s'impose pour sauvegarder la santé d'une personne mineure, en application de l'article L. 1111.5 du CSP qui dispose que :

« Par dérogation à l'article 371-2 du Code civil, le médecin peut se dispenser d'obtenir le consentement du ou des titulaires de l'autorité parentale sur les décisions médicales à prendre lorsque le traitement ou l'intervention s'impose pour sauvegarder la santé d'une personne mineure, dans le cas où cette dernière s'oppose expressément à la consultation du ou des titulaires de l'autorité parentale afin de garder le secret sur son état de santé. Toutefois, le médecin doit dans un premier temps s'efforcer d'obtenir le consentement du mineur à cette consultation. Dans le cas où le mineur maintient son opposition, le médecin peut mettre en œuvre le traitement ou l'intervention. Dans ce cas, le mineur se fait accompagner d'une personne majeure de son choix. »

PARTIE III

Les prescriptions

8

ENCADREMENT DES PRESCRIPTIONS

La prescription est-elle une prérogative médicale ?

Oui, s'il s'agit d'une prescription médicamenteuse ou d'un ate de soins relevant des articles R. 4311-7 à 4311-14 du CSP.
L'article R. 4127-34 du Code de déontologie médicale précise :
« Le médecin doit formuler ses prescriptions avec toute la clarté indispensable, veiller à leur compréhension par le patient et son entourage, il doit s'efforcer d'obtenir la bonne exécution du traitement. »
Les infirmières peuvent prescrire des dispositifs médicaux selon une liste définie par l'arrêté du 30 mars 2012. Elles peuvent aussi prescrire le renouvellement des médicaments contraceptifs oraux selon les conditions de l'article D. 4311-15-1.

Quelles sont les règles de la prescription ?

Décret n° 2004-802 du 29 juillet 2004 inscrit dans le CSP sous les articles R. 4311-1 à 14

L'infirmière applique et respecte la prescription médicale qui, pour être exécutée, doit être écrite, qualitative et quantitative, datée, signée par le prescripteur.
Seul le cas d'urgence peut permettre de déroger à cette règle d'ordre public, encore qu'il soit fortement recommandé de faire établir des protocoles de soins d'urgence écrits, au préalable, chaque fois que cela est possible.
Selon le décret n° 2004-802 du 29 juillet 2004 et ses articles R. 4312-29 et suivants, la prescription médicale et les protocoles de soins d'urgence exécutés par l'infirmière doivent être écrits, datés, signés par le médecin prescripteur.
L'infirmière doit demander un complément d'information au médecin prescripteur chaque fois qu'elle le juge utile, notamment si elle estime être insuffisamment éclairée.
Chaque fois qu'elle l'estime indispensable, l'infirmière demande au médecin prescripteur d'établir un protocole thérapeutique et de soins d'urgence, écrit, daté et signé (par le prescripteur bien entendu).

Circulaire du 15 mars 1985

Cette circulaire, relative au dossier de soins, stipule que la fiche de prescription médicale du dossier de soins est une ordonnance médicale.

La circulaire précise :
- La prescription thérapeutique

« Le prescripteur doit noter lisiblement : son nom, la date, le nom du produit, la dose, le nombre de prises, les horaires, la forme, la voie d'administration, la durée du traitement. »
- La prescription d'examen

« Le prescripteur doit noter lisiblement : son nom, la date, le nom de l'examen. »
On ne saurait donc être plus clair quant au devoir du médecin d'écrire la prescription ou, à défaut, de la signer.
Il existe des prescriptions d'ordre social ; exemples : arrêts de travail, éviction scolaire, transport sanitaire. Un médecin qui refuse d'écrire une prescription ou de la signer indique par là qu'il n'assume pas ses responsabilités.
En cas d'accident, cette attitude sera inévitablement la source de difficultés et de litiges, en particulier avec les infirmières.
Jurisprudence, cour d'appel d'Agen 1991 : erreur de posologie par le médecin à l'occasion d'une prescription orale ou erreur d'exécution par l'infirmière ? Il ne fut pas possible au cours de l'enquête d'établir quelle prescription avait été réellement faite par le médecin, d'autant plus que le dossier médical disparu avait été retrouvé au domicile du médecin au cours d'une perquisition.
Un doute subsistait sur la prescription faite par le médecin ; néanmoins, le doute ne bénéficia pas à l'infirmière qui fut condamnée : *« quelle que puisse être la prescription. En effet, si la prescription du médecin avait été bien formulée, la faute professionnelle de l'infirmière était patente et si la prescription médicale initiale comportait une erreur, l'absence de demande de confirmation d'une prescription que la simple prudence et l'acquis normal d'une infirmière devaient amener à juger dangereuse »* représentait aussi une faute de la part de l'infirmière.
En conséquence, la plus grande vigilance incombe aux infirmières chargées d'exécuter des prescriptions médicales.
Compte tenu de la grande rotation de malades dans les unités de soins, de l'évolution constante des traitements et du nombre important de prescripteurs dans une même unité, la seule pratique professionnelle acceptable pour une meilleure sécurité est à la fois celle de la prescription écrite et validée par le médecin, et celle du complément d'information chaque fois qu'il y a le moindre doute. Cette information peut être demandée au prescripteur lui-même, au médecin responsable ou au pharmacien.
Toute prescription doit permettre d'identifier clairement le prescripteur ; la formulation « interne de garde » ne répond pas à cette exigence. Elle doit aussi être datée : la date ou quantième et l'heure de la prescription.

La situation d'urgence

L'infirmière peut mettre en œuvre un protocole de soins d'urgence préalablement établi par le médecin.
En l'absence de protocole, il est évident que, dans certaines situations d'urgence, la nécessité de sauvegarder la vie du patient impose de ne pas écrire la prescription pour gagner du temps, mais il est impératif que, dans ce cas, la récapitulation des prescriptions orales effectuées soit faite sur le dossier du patient, de la main du médecin ou signée par lui.
Sauf dans ces situations d'urgence, les prescriptions par téléphone doivent être proscrites. Une prescription verbale risque toujours d'être contestée par le prescripteur et donc de devenir une source de difficultés.

Les prescriptions systématiques

Les prescriptions « systématiques » ne sont plus des prescriptions et constituent un danger.
En matière d'anesthésie, il ne doit pas y avoir de prémédication systématique. Une consultation préanesthésique est obligatoire ou, en cas d'urgence, un examen préanesthésique dont les résultats sont notés sur la feuille d'anesthésie est obligatoire. Un protocole anesthésique est établi par le médecin (décret n° 94-1050 du 5 décembre 1994).
En matière de prescriptions d'examen, il en va de même.
Une antibiothérapie systématique non nominale est également à proscrire.

Les protocoles

Les protocoles d'urgence sont prévus dans le cadre de l'article R. 4311-14 du CSP pour permettre à l'infirmière, seule en situation d'urgence, d'y faire face.
L'article R. 4311-14 du CSP du décret énonce :
« En l'absence d'un médecin, l'infirmier est habilité, après avoir reconnu une situation comme relevant de l'urgence ou de la détresse psychologique, à mettre en œuvre des protocoles de soins d'urgence, préalablement écrits, datés et signés par le médecin responsable. Dans ce cas, l'infirmier accomplit les actes conservatoires nécessaires jusqu'à l'intervention d'un médecin. Ces actes doivent obligatoirement faire l'objet, de sa part, d'un compte rendu écrit, daté, signé, remis au médecin et annexé au dossier du patient.
En cas d'urgence et en dehors de la mise en œuvre du protocole, l'infirmier décide des gestes à pratiquer en attendant que puisse intervenir un médecin. Il prend toutes mesures

en son pouvoir afin de diriger le patient vers la structure de soins la plus appropriée à son état. »

Le protocole est une prescription médicale et, comme telle, il doit être écrit et/ou signé de la main du médecin responsable.

En dehors des cas d'urgence, le protocole ne doit pas être le prétexte à l'application de prescriptions systématiques, qui sont contraires au devoir qui s'impose au médecin pour ce qui est de la prescription et à l'infirmière pour ce qui concerne la mise en œuvre des soins prescrits.

Ainsi, en matière d'anesthésie, l'existence d'un protocole ne doit pas empêcher la prescription d'être adaptée à chaque cas. En particulier, elle doit tenir compte de la consultation et des examens préanesthésiques, et des éventuelles allergies, incompatibilités ou contre-effets particuliers.

Dans certains domaines (exemples : chimiothérapie, mucoviscidose), des arrêtés imposent des conditions de forme du protocole conditionnant la prise en charge des traitements et des actes infirmiers par la Sécurité sociale.

Le consentement du malade est-il nécessaire ?

Un traitement, une intervention chirurgicale ne peuvent être exécutés sans le consentement (l'accord) du malade, si toutefois celui-ci est susceptible de le donner.

Aucune personne en état de donner son consentement ne peut se voir imposer par un médecin un traitement auquel il ne consent pas.

De nombreuses références organisent la protection de la personne.

Code de la santé publique, article L. 1111-4

Toute personne prend, avec le professionnel de santé et compte tenu des informations et des préconisations qu'il lui fournit, les décisions concernant sa santé.

Le médecin doit respecter la volonté de la personne après l'avoir informée des conséquences de ses choix.

Si la volonté de la personne de refuser ou d'interrompre tout traitement met sa vie en danger, le médecin doit tout mettre en œuvre pour la convaincre d'accepter les soins indispensables.

Il peut faire appel à un autre membre du corps médical. Dans tous les cas, le malade doit réitérer sa décision après un délai raisonnable. Celle-ci est inscrite dans son dossier médical.

Le médecin sauvegarde la dignité du mourant et assure la qualité de sa fin de vie en dispensant les soins visés à l'article L. 1110-10.

Aucun acte médical ni aucun traitement ne peut être pratiqué sans le consentement libre et éclairé de la personne et ce consentement peut être retiré à tout moment.

Lorsque la personne est hors d'état d'exprimer sa volonté, aucune intervention ou investigation ne peut être réalisée, sauf urgence ou impossibilité, sans que la personne de confiance prévue à l'article L. 1111-6 ou la famille ou, à défaut, un de ses proches ait été consulté.

Code civil, article 16-1 à 16-3

Chacun a droit au respect de son corps. Le corps humain est inviolable.
Le juge peut prescrire toutes mesures propres à empêcher ou faire cesser une atteinte illicite au corps humain ou des agissements illicites portant sur des éléments ou des produits de celui-ci.
Il ne peut être porté atteinte à l'intégrité du corps qu'en cas de nécessité médicale pour la personne et à la condition que le consentement de l'intéressé ait été recueilli préalablement, hors le cas où son état rend nécessaire une intervention à laquelle il ne peut consentir. (N.B. Il s'agit d'état de fait et non de droit ; c'est-à-dire que l'avis de l'incapable majeur doit toujours être demandé, de même que celui du mineur dans la limite de sa capacité de compréhension. Le mineur est protégé par une convention internationale et par la loi n° 2002-303 du 4 mars 2002 relative aux droits des personnes malades et comportant la protection des mineurs.)

Code pénal

Interdiction de porter atteinte à l'intégrité corporelle d'autrui *(voir partie XI : Les responsabilités)*.

Décret n° 2004-802 du 29 juillet 2004, articles R. 4312-2 du CSP et suivants

L'infirmière exerce sa profession dans le respect de la vie et de la personne humaine. Elle respecte la dignité et l'intimité du patient et de la famille. L'infirmière doit respecter le droit du patient de s'adresser au professionnel de santé de son choix. L'infirmière agit dans toutes circonstances dans l'intérêt du patient.
L'infirmière informe le patient ou son représentant légal, à leur demande, et de façon adaptée, intelligible et loyale, des moyens ou des techniques mis en œuvre. Il en est de même des soins à propos desquels elle donne tous les conseils utiles à leur bon déroulement.

Code de déontologie médicale, articles R. 4127-2 à 68 du CSP

Le médecin exerce sa mission dans le respect de la vie et de la personne humaine. Il doit respecter le droit que possède toute personne de choisir librement son médecin et lui en faciliter l'exercice. La volonté du malade doit toujours être respectée dans toute la mesure du possible. Le consentement de la personne examinée ou soignée doit être recherché dans tous les cas. Le patient doit être informé des conséquences de son refus. Le refus doit être respecté.

Le seul cas dans lequel le médecin a le devoir de transgresser le refus de son patient est celui dans lequel ce traitement ou cette intervention sont seuls de nature à sauver le patient qui se trouve en état de péril du fait de sa blessure ou de sa maladie.

C'est ainsi que les juges ont depuis longtemps décidé qu'on ne peut pas imposer à un Témoin de Jéhovah une intervention chirurgicale à laquelle il ne consent pas, sauf si cette intervention est seule de nature à sauver sa vie qui se trouve en péril (par exemple, s'il est atteint d'une appendicite compliquée de péritonite).

Le procureur de la République peut être averti.

L'infirmière doit-elle demander l'accord du patient ?

En ce qui concerne l'infirmière, celle-ci n'est chargée que d'effectuer les actes de soins et de mettre en œuvre la prescription établie par le médecin. Elle n'a pas à se substituer au médecin pour poser au patient la question de savoir s'il accepte ou non le traitement. Elle doit informer le patient des actes de soins qu'elle doit elle-même pratiquer. En cas de refus du patient, elle respecte son avis et en avise le médecin. Elle donne au patient des informations adaptées à sa compréhension sur les soins qu'elle doit lui délivrer et cherche à comprendre le sens de son refus.

La personne de confiance

« Toute personne majeure peut désigner une personne de confiance qui peut être un parent, un proche ou le médecin traitant, et qui sera consultée au cas où elle-même serait hors d'état d'exprimer sa volonté et de recevoir l'information nécessaire à cette fin. Cette désignation est faite par écrit. Elle est révocable à tout moment. Si le malade le souhaite, la personne de confiance l'accompagne dans ses démarches et assiste aux entretiens médicaux afin de l'aider dans ses décisions.

Lors de toute hospitalisation dans un établissement de santé, il est proposé au malade de désigner une personne de confiance dans les conditions prévues à l'alinéa précédent. Cette désignation est valable pour la durée de l'hospitalisation, à moins que le malade n'en dispose autrement.

Les dispositions du présent article ne s'appliquent pas lorsqu'une mesure de tutelle est ordonnée. Toutefois, le juge des tutelles peut, dans cette hypothèse, soit confirmer la mission de la personne de confiance antérieurement désignée, soit révoquer la désignation de celle-ci. » (art. L. 1111-6 du CSP).

La désignation de la personne de confiance pour le patient majeur doit être formalisée par écrit dans le dossier du patient. Rien ne l'y oblige, c'est une faculté qui lui est offerte. Cette désignation est faite par le patient, seul habilité à désigner la personne à qui il accordera sa confiance pour le « représenter ». Cette nomination peut être à durée illimitée ou jusqu'à révocation par le seul malade ; l'écrit sera nécessaire si le malade « est hors d'état d'exprimer sa volonté » (art. L. 1111-6). La personne de confiance peut être nommée avant même la survenance d'une quelconque maladie.
Les établissements de santé ont, eux, l'obligation de mettre en œuvre les moyens pour la désignation d'une personne de confiance à chaque hospitalisation. Le patient reste libre de désigner ou non une personne de confiance. En cas de désignation, la personne de confiance reste compétente durant l'hospitalisation à moins que le patient en dispose autrement.
Le rôle de la personne de confiance est un rôle d'accompagnement si la personne malade est en mesure de décider par elle-même. La personne de confiance peut, à la demande du patient, accompagner le patient dans ses démarches et assister aux entretiens médicaux afin de l'aider dans ses décisions (art. L. 1111-6). La personne de confiance peut aussi avoir un rôle consultatif, mais en aucun cas la décision finale ne saurait lui appartenir. Au cas où le patient ne serait plus en mesure de recevoir l'information et de consentir lui-même, la personne de confiance doit être consultée (art. L. 1111-4). Elle devra alors informer l'équipe médicale sur ce qu'aurait été la volonté du patient en de pareilles circonstances. Il ne s'agit que d'une consultation et l'avis de la personne de confiance ne lie pas l'équipe médicale.

Que faire en cas de prescription apparemment erronée ?

Il peut arriver à un médecin ou à un interne de se tromper.
L'infirmière n'a pas, en principe, compétence pour corriger la prescription écrite par le médecin ou par l'interne mais, si elle constate une erreur manifeste, elle doit la signaler au médecin afin qu'il la corrige.
Si le médecin confirme sa prescription, il appartient à l'infirmière de l'exécuter.
Il n'y a qu'un cas dans lequel l'infirmière ne doit pas exécuter la prescription erronée, c'est celui dans lequel, par expérience, par connaissance, elle est absolument certaine que la prescription aura des conséquences dramatiques pour le patient : il est alors de son devoir de s'abstenir, sinon il y aurait non-assistance à personne en danger.
Mais elle doit en aviser le médecin ou le chef de service.
En cas de réelle difficulté, elle doit faire appel à un autre médecin, au pharmacien ou à l'administrateur de garde.

Que peut prescrire une sage-femme ?

L'article L. 4151-4 du CSP dit :
« Les sages-femmes ne peuvent prescrire que les examens ainsi que les médicaments nécessaires à l'exercice de leur profession. »
Les sages-femmes exercent une profession médicale à compétences limitées en termes de prescriptions et d'actes thérapeutiques. Leurs compétences sont définies par leur Code de déontologie.
Selon ce code, la sage-femme prescrit les examens et les traitements nécessaires au bon déroulement de la grossesse, de l'accouchement et des suites de couches.
Elle doit obligatoirement faire appel à un médecin en cas de grossesse ou d'accouchement pathologique.
Pour l'exercice des compétences qui lui sont dévolues, la sage-femme est autorisée à pratiquer notamment :
1° L'échographie dans le cadre de la surveillance de la grossesse ;
2° Le frottis cervico-vaginal au cours de la grossesse et lors de l'examen postnatal mentionné à l'article L. 2122-1 ;
3° L'amnioscopie de fin de grossesse ;
4° La surveillance électronique de l'état du fœtus et de la contraction utérine pendant la grossesse et au cours du travail ;
5° Le prélèvement de sang fœtal par scarification cutanée et la mesure du pH du sang ;
6° L'oxymétrie du sang fœtal ;
7° L'anesthésie locale au cours de l'accouchement ;
8° L'épisiotomie, la réfection de l'épisiotomie non compliquée et la restauration immédiate des déchirures superficielles du périnée ;
9° La réanimation du nouveau-né dans l'attente du médecin ;
10° La délivrance artificielle et la révision utérine, à l'exclusion des cas d'utérus cicatriciels ; en cas de besoin, la demande d'anesthésie auprès du médecin anesthésiste-réanimateur peut être faite par la sage-femme ;
11° Le dépistage des troubles neurosensoriels du nouveau-né ;
12° La surveillance des dispositifs intra-utérins ;
13° La rééducation périnéo-sphinctérienne en cas de troubles consécutifs à un accouchement. »

Le désaccord entre le chirurgien et l'anesthésiste

Le médecin anesthésiste-réanimateur n'a pas à s'ingérer dans le processus chirurgical proprement dit, sauf à refuser de pratiquer l'anesthésie dans des conditions qui, compte tenu du processus opératoire choisi, lui paraissent de nature à faire courir un danger au patient.

En revanche, la difficulté est sérieuse pour l'infirmière assistant le médecin anesthésiste-réanimateur ou agissant sous sa responsabilité dans le cadre de l'article R. 4311-12 du CSP, puisque le chirurgien est le chef de l'équipe médicale.
La règle est simple en principe, même si elle est d'application difficile : en présence du médecin anesthésiste-réanimateur, l'infirmière qui l'assiste suit ses prescriptions et exécute ses recommandations ou ses protocoles d'anesthésie.
En revanche, si le médecin anesthésiste-réanimateur n'est pas présent, l'infirmière n'a pas à se substituer à lui pour s'opposer aux prescriptions qui sont données par le médecin chef de l'équipe, à savoir le chirurgien, sauf en cas de décision chirurgicale faisant manifestement courir inutilement un risque vital au patient.
En cas de difficulté grave mettant le patient en danger, elle en informe alors le cadre de santé ou la direction des soins et, à défaut, l'administrateur de garde.

Doit-on refuser une prescription pour euthanasie active ?

L'arrêt des soins ne peut se pratiquer que dans le cadre institué par les articles L. 1111-10 à 13 du CSP.
« Art. L. 1111-10. Lorsqu'une personne, en phase avancée ou terminale d'une affection grave et incurable, quelle qu'en soit la cause, décide de limiter ou d'arrêter tout traitement, le médecin respecte sa volonté après l'avoir informée des conséquences de son choix. La décision du malade est inscrite dans son dossier médical. Le médecin sauvegarde la dignité du mourant et assure la qualité de sa fin de vie en dispensant les soins visés à l'article L. 1110-10.
Art. L. 1111-11. Toute personne majeure peut rédiger des directives anticipées pour le cas où elle serait un jour hors d'état d'exprimer sa volonté. Ces directives anticipées indiquent les souhaits de la personne relatifs à sa fin de vie concernant les conditions de la limitation ou l'arrêt de traitement. Elles sont révocables à tout moment. À condition qu'elles aient été établies moins de trois ans avant l'état d'inconscience de la personne, le médecin en tient compte pour toute décision d'investigation, d'intervention ou de traitement la concernant. Un décret en Conseil d'État définit les conditions de validité, de confidentialité et de conservation des directives anticipées.
Art. L. 1111-12. Lorsqu'une personne, en phase avancée ou terminale d'une affection grave et incurable, quelle qu'en soit la cause et hors d'état d'exprimer sa volonté, a désigné une personne de confiance en application de l'article L. 1111-6, l'avis de cette dernière, sauf urgence ou impossibilité, prévaut sur tout autre avis non médical, à l'exclusion des directives anticipées, dans les décisions d'investigation, d'intervention ou de traitement prises par le médecin.

Art. L. 1111-13. Lorsqu'une personne, en phase avancée ou terminale d'une affection grave et incurable, quelle qu'en soit la cause, est hors d'état d'exprimer sa volonté, le médecin peut décider de limiter ou d'arrêter un traitement inutile, disproportionné ou n'ayant d'autre objet que la seule prolongation artificielle de la vie de cette personne, après avoir respecté la procédure collégiale définie par le Code de déontologie médicale et consulté la personne de confiance visée à l'article L. 1111-6, la famille ou, à défaut, un de ses proches et, le cas échéant, les directives anticipées de la personne. Sa décision, motivée, est inscrite dans le dossier médical. Le médecin sauvegarde la dignité du mourant et assure la qualité de sa fin de vie en dispensant les soins visés à l'article L. 1110-10. »

Peut-on donner des soins à un visiteur ?

Oui, mais avec une prescription médicale d'un médecin de l'établissement et avec l'enregistrement officiel de cette prescription. Le visiteur devient alors usager du service public ou client de l'établissement privé.
Il faut s'abstenir de donner sans prescription un calmant à un visiteur de passage.
En revanche, en cas d'urgence, l'obligation de porter secours et d'accomplir les actes conservatoires s'impose aux infirmières en attendant l'arrivée du médecin.

Peut-on exécuter les prescriptions d'un médecin extérieur à l'établissement ?

Non, sauf si cette prescription a reçu l'accord du médecin du service ou s'il s'agit d'une prescription de spécialiste consulté à la demande du médecin chef de service.
Cas particulier : l'urgence vitale (malaise diabétique par exemple ou ordonnance de corticoïdes ou antiallergiques en cas de piqûre de guêpe) ou bien le cas des maisons de retraite sans médecin attitré et avec consultation dans l'établissement des médecins de ville. Selon le contrat d'assurance souscrit par l'établissement, et selon le statut de l'établissement, il est possible d'exécuter ces prescriptions. Il convient de s'informer auprès de la direction de ce statut.

Peut-on, en cas d'urgence, accepter une prescription par téléphone ?

Oui, si la vie ou le pronostic fonctionnel du malade en dépend.
Il faut vérifier la prescription, la répéter au médecin après l'avoir écrite. Ne pas oublier de noter la date et l'heure de la prescription et le nom du médecin prescripteur.

Quelle est la réglementation sur la prescription des stupéfiants ?

Dispositions particulières concernant les médicaments classés comme stupéfiants (arrêté du 6 avril 2011, art. 14)

La prescription doit être conforme à l'article R. 5132-29 du CSP. En outre, pour les patients non hospitalisés et les prescriptions de sortie, les prescriptions doivent être rédigées conformément à l'article R. 5132-5 du CSP.
L'administration de tout médicament classé comme stupéfiant ou soumis à la réglementation des stupéfiants fait l'objet d'une transcription sur un document spécial ou sur le document de prescription mentionné à l'article R. 5132-3 du CSP des données suivantes :
- le nom de l'établissement ;
- la désignation de l'unité de soins ;
- la date et l'heure de l'administration ;
- les nom et prénom du malade ;
- la dénomination du médicament et sa forme pharmaceutique ;
- la dose administrée ;
- l'identification du prescripteur ;
- l'identification de la personne ayant procédé à l'administration et sa signature.

Les relevés d'administration sont datés et signés par le médecin responsable de l'unité de soins et adressés à la pharmacie qui les conserve pendant trois ans. Ils peuvent être effectués de manière informatisée sous réserve qu'ils soient identifiés et authentifiés par des signatures électroniques et que leur édition sur papier soit possible.

Quelle est la réglementation en matière de stockage des médicaments ?

Article R. 4312-15 du CSP

« L'infirmière doit prendre toutes précautions en son pouvoir pour éviter que les personnes non autorisées puissent avoir accès aux médicaments et produits qu'elle est appelée à utiliser dans le cadre de son exercice. »
L'arrêté du 6 avril 2011 relatif au management de la qualité de la prise en charge médicamenteuse et aux médicaments dans les établissements de santé (*JO* du 16 avril) définit les règles de sécurité des médicaments dans les unités de soins, et en particulier la sécurité des armoires à pharmacie, et des transports des médicaments (approvisionnement, détention, stockage, transports).

Médicaments hors liste

Tous les médicaments doivent être détenus dans des locaux, armoires ou autres dispositifs fermés à clé ou disposant d'un mode de fermeture assurant la même sécurité (arrêté du 6 avril 2011 relatif au management de la qualité de la prise en charge médicamenteuse et aux médicaments dans les établissements de santé (*JO* du 16 avril).

L'accès aux médicaments doit être interdit à toute personne étrangère au service.

On doit pouvoir les identifier par :

- leur dénomination ;
- leur dosage ;
- leur voie d'administration ;
- leur date de péremption
- le numéro de lot.

Ils ne doivent pas être déconditionnés lorsque l'emballage sert à protéger leur conservation (exemple : emballage d'aluminium). Les médicaments doivent rester identifiables jusqu'au moment de leur administration.

Médicaments toxiques sur la liste I

Les médicaments et substances inscrites sur la liste I doivent être détenus dans des armoires ou des locaux fermés à clé.

Il est interdit de détenir dans ces armoires d'autres substances que celles mentionnées sur les listes I et des stupéfiants.

Les récipients qui les contiennent doivent porter une étiquette avec, à l'angle supérieur gauche, une tête de mort sur tibias croisés noire à fond carré orangé-jaune et filets rouges (art. R. 5206 du CSP).

Médicaments « stupéfiants » sur la liste des stupéfiants

Les médicaments et substances dits « stupéfiants » ne sont détenus dans les services que dans la limite d'une provision pour soins d'urgence.

Cette provision est déterminée quantitativement et qualitativement par le directeur départemental de la santé. Elle est placée sous la responsabilité du médecin chef de service et doit être soumise à des contrôles de l'inspecteur départemental de la santé.

Ces substances sont conservées dans des lieux, coffres ou armoires fermés à clé, ne contenant aucune autre substance que celles qui figurent aux listes I et des stupéfiants. Il est interdit de laisser ces substances à l'extérieur d'un lieu fermé à clé. Il est donc souhaitable de les placer en un lieu qui leur est exclusivement réservé (coffre fermé à clé dans une armoire fermée à clé contenant la liste I aussi).

Les récipients ou les enveloppes qui les contiennent doivent porter une étiquette avec, en haut à gauche, une tête de mort à tibias croisés sur fond carré orangé-jaune (art. R. 5211 du CSP).

Le pharmacien de l'hôpital doit procéder, au moins une fois par an, à l'inventaire des substances inscrites à cette liste détenues dans les services. Il a le pouvoir de vérifier le stock chaque fois qu'il le désire. Il peut en demander la diminution s'il juge le stock trop important.
Il est indispensable de conserver les ampoules vides et les emballages vides des substances. Lorsqu'une ampoule est cassée, les morceaux sont gardés et collés ensemble sur une feuille de papier portant le nom de la substance utilisée.
Toute anomalie dans le stock doit être immédiatement signalée au responsable du service et au responsable de la pharmacie.

Médicaments dangereux sur la liste II

Les médicaments de la liste II sont placés dans une armoire fermée à clé et dans des locaux auxquels n'ont pas librement accès les personnes étrangères au service.
On doit pouvoir identifier :
- leur dénomination ;
- leur posologie ;
- leur mode d'administration ;
- leur date de péremption.

Les récipients qui les contiennent doivent comporter un étiquetage particulier, réglementé, avec une croix de Saint-André noire sur fond orangé-jaune. Il faut éviter de les déconditionner.

Une infirmière peut-elle prendre des gardes de pharmacie dans un petit établissement où il n'y a qu'un pharmacien ?

Non, une infirmière n'a aucune compétence pour assurer des gardes de pharmacie. Elle serait, en cas d'accident du fait d'une erreur de dispensation, responsable et s'exposerait à des poursuites.

Une infirmière peut-elle avoir la responsabilité d'une réserve de pharmacie dans son service et distribuer aux autres services ou à des établissements extérieurs des médicaments dits « d'urgence » ?

En cas d'urgence, une infirmière ne peut pas refuser de distribuer un médicament dont elle aurait la garde. Cependant, elle doit veiller à délivrer un médicament ne présentant

aucun danger, elle ne doit le faire qu'en cas d'urgence et dans l'impossibilité d'un déplacement rapide du pharmacien de garde ; elle ne doit pas se substituer au pharmacien. Elle doit assurer la traçabilité des prêts de médicaments ou dépannages qu'elle assure envers les autres services : qui a délivré, à quelle date et à quelle heure, quel médicament et à qui ?
En cas de refus injustifié de se déplacer du pharmacien, elle doit en prévenir l'administrateur de garde.
Article R. 4312-15 du CSP :
« L'infirmière doit prendre toutes précautions en son pouvoir pour éviter que les personnes non autorisées puissent avoir accès aux médicaments et produits qu'elle est appelée à utiliser dans le cadre de son exercice. »

Une infirmière à domicile peut-elle administrer un médicament à usage hospitalier ?

Une infirmière à domicile peut administrer un médicament à usage hospitalier sur prescription médicale.

Le droit à la prise en charge et au soulagement de la douleur, et son organisation

Quelle prise en charge de la douleur, quel droit pour les patients de ne pas souffrir, quelles responsabilités infirmières ?

Il est de la responsabilité propre de l'infirmière d'assurer l'évaluation permanente de la douleur, et sa traçabilité :
- dans le cadre de fonctions relevant du rôle propre (sophrologie par exemple) ;
- en exécution de protocoles médicamenteux préalablement établis, validés, réévalués périodiquement, et prescrits individuellement par un médecin ;
- dans le cadre d'exécution de traitements médicamenteux prescrits par un médecin au cas par cas.

Les lois du 4 février 1995 et du 9 juin 1999 visent à garantir le droit à l'accès aux soins palliatifs dans les établissements et mettre en œuvre les moyens propres à prendre en charge la douleur des patients (article L. 1112-4 du CSP). Le droit au soulagement de la douleur relève de l'article L. 1110-5 alinéa 4 du CSP.

« Toute personne a le droit de recevoir des soins visant à soulager sa douleur. Celle-ci doit être en toute circonstance prévenue, évaluée, prise en compte et traitée. »
Au sein des établissements de santé, des structures sont spécialisées dans la prise en charge de la douleur chronique. Ces structures sont soit des **consultations douleur**, soit des **centres douleur**. Il peut également exister au sein des établissements de santé des **équipes mobiles de prise en charge de la douleur** (souvent également en charge des soins palliatifs) ou des **réseaux inter-hospitaliers**. Ces équipes se déplacent au sein d'un ou de plusieurs établissements et apportent leur collaboration aux différentes équipes soignantes à leur demande ou à celle des patients, de même les **réseaux ville-hôpital** spécialisés dans le domaine de la douleur apportent leur expertise aux professionnels libéraux.
La commission médicale d'établissement (CME), responsable de la qualité des soins et de la sécurité des patients est libre de s'organiser comme elle le souhaite pour exercer sa mission de prise en charge de la douleur. Cette organisation peut prendre la forme d'un Comité de lutte contre la douleur (CLUD).

PARTIE IV

La chirurgie et l'anesthésie

9

LES PRÉLÈVEMENTS ET GREFFES D'ORGANES

Quelles sont les conditions générales à respecter ?

Les dispositions relatives aux prélèvements d'organes ont fait l'objet d'une loi dite « de bioéthique ». Voici ses caractéristiques :

- *La loi concerne les prélèvements* (et donc la conservation, la préservation de produits du corps humain) par opposition à une ablation. Elle vise les « organes » (*« Partie d'un être vivant remplissant une fonction particulière »*, dictionnaire Robert), mais aussi les tissus, les cellules et les produits prélevés et non pas les plaies, les tumeurs, les excroissances, les déchets...
- La loi instaure la gratuité. Le corps humain ne pouvant être l'objet de commerce, la règle est celle de la gratuité.
- La loi précise que ces prélèvements ne peuvent être effectués que dans des établissements spécialement autorisés.
- Les articles L. 1221-1 et suivants du CSP, qui autorisent et réglementent les prélèvements sanguins et l'utilisation de ceux-ci, complètent cette loi.

Peut-on prélever sur un adulte vivant ?

Plusieurs conditions doivent être réunies :

- la personne doit être majeure ;
- elle doit jouir de son intégrité mentale sous peine de la non-validité du consentement ;
- le consentement doit être exprimé devant le président du tribunal de grande instance ; en cas d'urgence, devant le procureur ;
- le prélèvement ne peut être effectué que dans l'intérêt thérapeutique direct du receveur.

Peut-on prélever sur un mineur vivant ?

Un prélèvement de cellules hématopoïétiques issues de la moelle osseuse peut être effectué sur un mineur au bénéfice de son frère ou de sa sœur, de son cousin germain ou de sa cousine germaine, de son oncle ou de sa tante, de son neveu ou de sa nièce, avec les garanties et dans les conditions suivantes.

Ce prélèvement ne peut être pratiqué que sous réserve du consentement de chacun des titulaires de l'autorité parentale ou du représentant légal du mineur, informés des risques

encourus par le mineur et des conséquences éventuelles du prélèvement par le praticien qui a posé l'indication de greffe ou par tout autre praticien de leur choix.
Le mineur est informé du prélèvement envisagé en vue d'exprimer sa volonté, s'il y est apte.
Le consentement des titulaires de l'autorité parentale est exprimé devant le président du tribunal de grande instance ou le magistrat désigné par lui, qui s'assure au préalable que le consentement est libre et éclairé.
En cas d'urgence vitale, le consentement est recueilli, par tout moyen, par le procureur de la République.
Le consentement est révocable sans forme et à tout moment.
L'autorisation d'effectuer le prélèvement est accordée par un comité spécial d'experts qui s'assure au préalable que tous les moyens ont été mis en œuvre pour trouver un donneur majeur compatible pour le receveur et que le mineur a été informé du prélèvement envisagé en vue d'exprimer sa volonté, s'il y est apte.
Le refus du mineur fait obstacle au prélèvement.

Peut-on prélever un organe sur un cadavre ?

Oui, si trois conditions sont réunies pour un adulte plus une quatrième pour un mineur :
- le donneur doit être effectivement en état de mort cérébrale confirmée ;
- il ne doit pas avoir fait connaître soit par l'utilisation du registre spécial à l'hôpital ou du registre national, soit par des documents qu'il porterait sur lui ou dans son porte-feuille, soit par l'intermédiaire d'un tiers, à condition que telle ait été effectivement son intention de son vivant, son refus de subir un prélèvement *post mortem* ;
- le prélèvement ne peut être effectué qu'à des fins thérapeutiques ou scientifiques ;
- ici encore, si le donneur décédé est mineur à la date de son décès, le silence ne suffit pas ; il faut l'autorisation expresse des parents afin que le cadavre de l'enfant subisse le prélèvement.

Que faire en cas de refus manifesté par la famille ?

La loi est formelle : lorsque la personne en état de mort cérébrale est majeure à la date de son décès, elle est présumée ne pas s'être opposée au prélèvement *post mortem*, sauf si elle a manifesté le contraire. L'équipe doit donc vérifier :
- que le patient n'a pas fait mentionner son refus sur le fichier ;
- qu'il n'existe aucun document dans les vêtements, les effets, le portefeuille, etc., du patient, par lequel celui-ci manifeste son refus de subir un prélèvement *post mortem*.

En revanche, il n'appartient pas à la famille, s'agissant d'un majeur en mort cérébrale, de s'opposer à un tel prélèvement, sauf s'il est particulièrement manifeste que la famille exprime là la position du patient et non pas la sienne : par exemple, en prouvant que le patient était l'adepte d'une religion qui refuse de telles interventions.
Il existe un registre national sur lequel chacun peut exprimer sa volonté en matière de prélèvement.

LES IVG

Quel est le cadre légal des interruptions volontaires de grossesse ?

Ce cadre est défini par la loi du 4 juillet 2001 et les articles L. 2212-1 et suivants du CSP.
1. L'interruption volontaire de grossesse est possible c'est-à-dire pour raison morale, jusqu'à la 12e semaine de gestation, soit 14 semaines d'aménorrhées depuis la loi du 4 juillet 2001.
Au-delà, en regard de la loi, l'acte devient un crime.
2. L'interruption volontaire de grossesse est possible sans limitation de date, pour des motifs thérapeutiques, soit lorsque la vie de la mère est en danger, soit lorsque le fœtus est atteint de malformation incurable (art. L. 2213-1 du CSP).
Si la vie de la mère est en danger et que l'enfant né est viable, cela devient un accouchement prématuré et l'enfant doit être sauvé.
En aucun cas, une infirmière n'a le droit de participer aux actes d'euthanasie sur le nouveau-né, même grand prématuré ou grand handicapé, qui pourraient lui être demandés.
3. L'interruption sans le consentement de l'intéressée est punie de 5 ans d'emprisonnement et de 75 000 euros d'amende (art. 223-10 du Code pénal).
4. Une infirmière est libre d'accepter ou de refuser de participer à des actes d'interruption de grossesse.
5. Elle est tenue d'assurer les soins postopératoires des patientes après une IVG.

IVG et mineure

L'article L. 2212-7 dispose que, si la femme est mineure non émancipée, le consentement de l'un des titulaires de l'autorité parentale ou, le cas échéant, du représentant légal est recueilli. Ce consentement est joint à la demande qu'elle présente au médecin en dehors de la présence de toute autre personne.
« Si la femme mineure non émancipée désire garder le secret, le médecin doit s'efforcer, dans l'intérêt de celle-ci, d'obtenir son consentement pour que le ou les titulaires de l'autorité parentale ou, le cas échéant, le représentant légal soient consultés, ou doit vérifier que cette démarche a été faite lors de l'entretien mentionné à l'article L. 2212-4.
Si la mineure ne veut pas effectuer cette démarche ou si le consentement n'est pas obtenu, l'interruption volontaire de grossesse ainsi que les actes médicaux et les soins qui lui sont liés peuvent être pratiqués à la demande de l'intéressée, présentée dans les conditions prévues au premier alinéa. Dans ce cas, la mineure se fait accompagner dans sa démarche par la personne majeure de son choix.
Après l'intervention, une deuxième consultation, ayant notamment pour but une nouvelle information sur la contraception, est obligatoirement proposée aux mineures.

Dans le cas où la personne mineure désirant garder le secret se fait accompagner par une personne majeure de son choix, la fonction de la personne majeure est d'"accompagner" la personne mineure. Elle ne se substitue pas au titulaire de l'autorité parentale en matière de consentement. Elle est à la fois témoin de la demande de secret et chargée d'accompagnement de la personne mineure lors de la sortie. Elle ne saurait être une personne anonyme. La traçabilité de son identité est assurée dans le dossier de la personne mineure. »

11 LE BLOC OPÉRATOIRE

Le décès en bloc opératoire

En principe, le décès en bloc opératoire est rarement considéré comme une mort naturelle et, comme toute mort suspecte déclarée, peut faire l'objet d'une enquête et le bloc opératoire mis sous scellés *(voir chapitre 19 : Les décès)*.

Un cadre de santé peut-il être tenu responsable du matériel défectueux ?

Oui, s'il n'a pas été vérifié ou n'a pas été réparé du fait de sa négligence. À cet égard, les cadres de santé doivent tenir à jour un cahier de maintenance et suivi (réparations-entrées-sorties-prêts) des équipements utilisés dans l'unité dont ils sont responsables.
Non, dans les autres cas. Cependant, la loi du 18 janvier 1994, inscrite dans le CSP sous les articles L. 5211-1 et suivants, interdit l'utilisation de dispositifs médicaux sans certificat attestant leurs performances et leur conformité aux exigences de sécurité, certificat d'homologation par exemple.
Elle fait obligation aux utilisateurs et aux tiers ayant eu connaissance d'un défaut de fonctionnement, d'un incident ou d'un risque pour le malade mettant en cause un dispositif médical de le signaler sans délai à l'autorité administrative et d'utiliser à cet effet une fiche type dite « fiche d'alerte » (www.ansm.fr).

Qu'est-ce qu'un dispositif médical ?

Article L. 5211-1 du CSP :
« On entend par dispositif médical tout instrument, appareil, équipement, matière, produit d'origine ni humaine ni animale ou autre article utilisé seul ou en association, y compris les accessoires et logiciels intervenant dans son fonctionnement, destiné par le fabricant à être utilisé chez l'homme à des fins médicales et dont l'action principale voulue n'est pas obtenue par des moyens pharmacologiques ou immunologiques ni par métabolisme, mais dont la fonction peut être assistée par de tels moyens. »
L'ANSM a publié un modèle de fiche d'alerte ou signalement pour le suivi des matériels homologués et de leurs accessoires (www.ansm.fr).
Chaque responsable d'unité mais aussi chaque utilisateur, infirmière ou médecin, doit veiller à la tenue d'une fiche par incident ou risque identifié et à la transmettre à l'autorité compétente.
En outre, pour des raisons d'assurance responsabilité civile, il convient de veiller à ne pas utiliser du matériel de prêt par des laboratoires sans en aviser l'administration.

La traçabilité des entrées et sorties du matériel du service pour maintenance ou autre motif doit être assurée pour chaque service.
En cas de prêt « clandestin » de matériel, d'instrument ou d'appareil non homologués et en cas d'accident, la responsabilité personnelle du cadre de l'unité de soins pourrait être recherchée sur les plans civil, pénal ou disciplinaire.

Qui est responsable en cas d'accident dû à un matériel défectueux ?

La responsabilité du matériel défectueux est une responsabilité de plein droit pour le « producteur », le fabricant, l'importateur, lorsque le matériel est fabriqué hors UE, ou toute personne qui met en service un produit sur lequel ont été effectuées des modifications substantielles, ou toute personne qui utilise un produit ou matériel à un autre usage que sa destination d'origine. Par exemple, peuvent être producteurs pour certaines de leurs activités les pharmaciens, les kinésithérapeutes et les ergothérapeutes.

Qui est responsable des brûlures par bistouri électrique ?

Il appartient à l'infirmière de salle d'opération de vérifier le bon fonctionnement du bistouri et la bonne position de la plaque.
En cas d'utilisation de bistouri et de plaque ne provenant pas du même fabricant, il appartient au cadre responsable de veiller à la compatibilité des matériels entre eux. À défaut de ces vérifications, il serait fautif en cas d'accident.

Les contrôles de stérilisation sont-ils obligatoires ?

Oui. Ils sont les seules preuves d'une stérilisation efficace.

Qui est responsable des erreurs de malade en bloc opératoire ?

Pénalement

Le plus souvent, l'infirmière de salle d'opération ou la surveillante de bloc opératoire et l'opérateur.

Civilement

L'employeur.
La cour d'appel de Versailles a rappelé le 12 juillet 1985 que :
« La tâche élémentaire mais essentielle de la responsable du bloc opératoire est de s'assurer personnellement que chaque malade introduit dans le bloc opératoire est bien celui sur lequel le chirurgien doit pratiquer son intervention. »

Qui est responsable des oublis de champ opératoire ou de matériel dans la plaie opératoire ?

Les champs et compresses font l'objet d'un comptage systématique avec traçabilité instituée pour chaque patient et archivée. Une traçabilité des dispositifs médicaux utilisés doit être établie pour chaque intervention, notamment pour tout implant.
La responsabilité en incombe aux infirmières de salle d'opération et aux instrumentistes. Cette responsabilité n'exclut pas celle de l'opérateur.
Celui ou celle qui commet une erreur de comptage ou néglige d'exécuter ce comptage est responsable pénalement. Il existe, en la matière, des condamnations pénales d'infirmières de salle d'opération.
Rappelons que, en l'état actuel de la science, il existe des compresses radio-opaques qui permettent, en cas de doute, de vérifier rapidement, par simple radiographie, la présence d'une compresse oubliée. Le personnel médical étant soumis à une obligation de moyens, il doit les utiliser systématiquement dès que l'importance de la plaie opératoire laisse penser qu'un tel oubli est possible.
L'oubli de matériel relève de la responsabilité de l'opérateur. Cependant, à la fin de chaque intervention, le personnel infirmier est tenu de procéder au recensement des instruments utilisés et de signaler le matériel disparu.

Qui manœuvre le bistouri électrique ?

Le chirurgien.
La commande de la pédale incombe à celui qui tient le bistouri en main.

Une infirmière est-elle responsable des accidents de compression ?

Oui, si la compression est due à une négligence qui peut lui être imputable.

Exemple : défaut de position sur la table.
Cela n'exclut pas la responsabilité du chirurgien qui doit vérifier le bon positionnement de son malade. Parfois, cette négligence est imputable à l'anesthésiste, et la responsabilité de la panseuse n'est alors pas engagée.
Exemple : élongation du plexus par extension forcée du bras.
Les membres de l'équipe d'anesthésie peuvent être responsables des accidents de compression des membres supérieurs en cas de défaut de précaution ou de surveillance sur la table d'opération (position du bras, contentions).
Les accidents de compression sont le plus souvent recherchés en matière de responsabilité civile. Ils relèvent de la faute de service, et les dommages-intérêts sont alors payés par l'employeur.

Qui est responsable des accidents de garrot pneumatique ?

L'infirmière doit noter l'heure et vérifier son bon fonctionnement.
Si le garrot est mis en place pour un motif chirurgical, l'infirmière en est responsable avec le chirurgien.
Si le garrot est mis en place pour un motif anesthésique, ce sont les personnes responsables de l'anesthésie, infirmières ou médecins, qui en sont responsables.
L'application d'un garrot pneumatique à usage chirurgical est de la compétence infirmière selon l'article R. 4311-9-5e, sous réserve qu'un médecin puisse intervenir à tout moment. Lorsque le garrot est posé à usage anesthésique, son application et sa surveillance relèvent de la compétence des IADE sur prescription du médecin anesthésiste-réanimateur.

L'infirmière peut-elle rédiger le compte rendu opératoire à la place du chirurgien ?

Non. Chaque opérateur est tenu de faire lui-même son compte rendu opératoire.

L'infirmière peut-elle fermer la peau toute seule, en dehors de la présence du chirurgien ?

Non. Il s'agit d'un acte médical.
En cas d'incident, infirmière et chirurgien seraient tenus pour responsables par imprudence. Toute suture est un acte de compétence médicale, mais c'est aussi une question d'éthique à l'égard du malade qui se confie au chirurgien.

Une infirmière peut-elle refuser d'accomplir un acte prescrit que sa conscience réprouve ?

Sur le plan de la loi, oui. Si l'acte est illégal (exemple : euthanasie) ou si la loi a prévu une clause de conscience (*exemple* : IVG).
Sur le plan de l'éthique, c'est une question individuelle à laquelle chacun répond selon ses propres valeurs.

Une infirmière peut-elle refuser de participer à une amputation non urgente décidée par le chirurgien sans avoir préalablement obtenu le consentement du malade ?

Oui. L'infirmière peut refuser car il s'agit d'une mutilation sans consentement de la personne, inadmissible sur le plan éthique et passible de sanctions pénales graves.

Que faire lorsque l'opérateur désire utiliser un appareil défectueux ?

Refuser de mettre l'appareil ou le matériel défectueux en service et, en cas de difficulté grave avec l'opérateur, demander à un membre de l'équipe de direction responsable d'intervenir.
Le matériel peut être identifié comme défectueux du fait d'un retrait ordonné par l'ANSM, d'un incident antérieur ou d'un défaut de fonctionnement connu.

Que faire face à un opérateur qui refuse de respecter les temps de décontamination de matériel prévus entre deux patients, par exemple en endoscopie ?

Toujours refuser de servir un matériel dont la décontamination n'est pas assurée et, si l'opérateur passe outre en se servant lui-même, il convient d'en prévenir l'autorité administrative ou un membre du Comité de lutte contre les infections nosocomiales (CLIN).
La traçabilité de la décontamination doit être assurée : matériel, heure, temps.

Quelles responsabilités en cas d'erreur de côté ?

En cas d'erreur de côté, la responsabilité civile de l'établissement est engagée.
Lorsque la responsabilité pénale est recherchée, le chirurgien, la panseuse et l'anesthésiste peuvent être mis en cause. Chacun doit s'assurer qu'il s'agit du bon patient installé sur la table d'opération.
Aux États-Unis, une procédure de participation du patient est exigée par les assurances et la commission d'accréditation, lorsque son état et son niveau de compréhension le permettent. Cette procédure s'appelle « chirurgie du mauvais côté ». Un marqueur indélébile est donné au patient avant sa prémédication, il doit marquer lui-même d'un point le côté à opérer. Cette procédure est complémentaire à la vérification effectuée par les professionnels concernés.

La check-list « Sécurité du patient au bloc opératoire »

La check-list au bloc opératoire est obligatoire pour éviter les erreurs de patients, d'intervention, de site opératoire et de côté. Elle est effectuée en présence de l'anesthésiste, du chirurgien, de l'infirmière de salle d'opération ou coordonnateur du bloc et signée par eux au moment de la vérification. Elle est téléchargeable sur le site www.has-sante.fr.
Le programme de l'OMS « Safe Surgery Saves lives » (La chirurgie sûre sauve des vies) vise à réduire les taux de complications et de décès postopératoires. L'objectif de ce programme est de renforcer l'implication des équipes en s'appuyant sur des recommandations de bonnes pratiques afin d'améliorer la sécurité du patient en chirurgie.
La déclinaison française de ce programme se traduit par l'adoption d'une check-list qui supporte les différents standards sécurité devant être vérifiés avant, pendant et après toute intervention chirurgicale.
Les objectifs de la check-list sont :
- d'améliorer la sécurité au bloc opératoire et réduire les erreurs chirurgicales en intégrant dans les pratiques quotidiennes des équipes chirurgicales, la vérification croisée de différents points critiques de sécurité ; identité, côté, intervention, installation, équipement ;
- de renforcer, d'améliorer la communication et le partage des informations au sein des équipes travaillant au bloc opératoire.

Elle doit être effectuée en présence du chirurgien, de l'anesthésiste et du coordonnateur qui doivent signer le document lors de sa réalisation. Depuis janvier 2010, la check-list « Sécurité du patient au bloc opératoire » est devenue exigible en France à travers la procédure de certification des établissements de santé. Sa mise en place est systématiquement vérifiée par les experts-visiteurs.

12

L'ANESTHÉSIE

Que l'anesthésie soit générale, régionale ou locorégionale, par péridurale ou autre, elle est incontestablement et toujours un acte médical (art. R. 4311-12 du CSP).

L'anesthésie peut-elle être pratiquée par une infirmière ?

L'anesthésie est toujours un acte médical

Le médecin anesthésiste-réanimateur est responsable de la bonne conduite de l'anesthésie. Il assure les prévisites et visites anesthésiques et définit le protocole anesthésique personnalisé pour chaque patient. Selon l'article R. 4311-12 du CSP, les IADE – Infirmier(ères) anesthésistes diplômé(es) d'État – sont seuls habilités « *à condition qu'un médecin anesthésiste-réanimateur puisse intervenir à tout moment, et après qu'un médecin anesthésiste-réanimateur a examiné le patient et établi le protocole, à appliquer les techniques suivantes :*

1° Anesthésie générale ;

2° Anesthésie locorégionale et réinjections dans le cas où un dispositif a été mis en place par un médecin anesthésiste-réanimateur ;

3° Réanimation peropératoire.

Il accomplit les soins et peut, à l'initiative exclusive du médecin anesthésiste-réanimateur, réaliser les gestes techniques qui concourent à l'application du protocole.

En salle de surveillance post-interventionnelle, il assure les actes relevant des techniques d'anesthésie citées aux deuxième, troisième et quatrième alinéas, et est habilité à la prise en charge de la douleur postopératoire relevant des mêmes techniques.

Les transports sanitaires visés à l'article R. 4311-10 du CSP du présent décret sont réalisés en priorité par l'infirmier anesthésiste diplômé d'État.

L'infirmier en cours de formation préparant à ce diplôme peut participer à ces activités en présence d'un infirmier anesthésiste diplômé d'État. »

Il est à retenir de la combinaison de cet article R. 4311-12 du CSP avec l'arrêté de formation des IADE et les recommandations de la SFAR que seuls les IADE peuvent appliquer les techniques d'anesthésie ; la responsabilité de l'anesthésie relève de la compétence spécifique des médecins anesthésistes-réanimateurs ; l'IADE applique l'anesthésie sur décision, prescription (protocole) et contrôle de ce médecin, à condition qu'il puisse intervenir à tout moment (ce qui n'est pas le cas des IADE décidant des anesthésies en sortie SAMU habituelle et accompagnés d'un interne non spécialisé) ; la compétence des IADE en matière d'anesthésie locorégionale est limitée aux réinjections dans un dispositif déjà mis en place par un médecin anesthésiste. La mise en place de dispositifs comme l'injection *in situ* à dose unique relève de la compétence exclusive médicale, ainsi que le confirment l'avis du Conseil de l'Ordre des médecins et une recommandation de la SFAR suite à la publication du décret du 11 février 2002.

Les élèves IADE

Les conditions de participation des élèves IADE à l'anesthésie sont définies par l'article R. 4311-12 du CSP. Les élèves IADE ne peuvent remplacer les IADE pour la conduite de l'anesthésie.
Les élèves participent aux techniques d'anesthésie et sont toujours encadrés par un ou une IADE ou par un médecin anesthésiste et ne peuvent en aucun cas appliquer seuls un protocole d'anesthésie.

Existe-t-il des normes en matière d'anesthésie ?

La sécurité des malades anesthésiés a fait l'objet de plusieurs dispositions, notamment du décret n° 94-1050 du 5 décembre 1994 et de l'arrêté du 3 octobre 1995 relatifs à la sécurité anesthésique (CSP, articles D. 712-40 à 51 ci-après). Par ailleurs, la SFAR publie régulièrement des recommandations consultables sur www.sfar.org
Selon le décret n° 94-1050 du 5 décembre 1994 relatif aux conditions techniques de fonctionnement des établissements de santé en ce qui concerne la pratique de l'anesthésie :
« Pour tout patient dont l'état nécessite une anesthésie générale ou locorégionale, les établissements de santé, y compris les structures de soins alternatives à l'hospitalisation, doivent assurer les garanties suivantes :
1. Une consultation pré-anesthésique, lorsqu'il s'agit d'une intervention programmée ;
2. Les moyens nécessaires à la réalisation de cette anesthésie ;
3. Une surveillance continue après l'intervention ;
4. Une organisation permettant de faire face à tout moment à une complication liée à l'intervention ou à l'anesthésie effectuée. »

La consultation pré-anesthésique

La consultation pré-anesthésique a lieu plusieurs jours avant l'intervention.
Cette consultation est faite par un médecin anesthésiste-réanimateur. Ses résultats sont consignés dans un document écrit, incluant les résultats des examens complémentaires et des éventuelles consultations spécialisées. Ce document est inséré dans le dossier médical du patient.
La **consultation** pré-anesthésique ne se substitue pas à la visite pré-anesthésique qui doit être effectuée par un médecin anesthésiste-réanimateur dans les heures précédant le moment prévu pour l'intervention.

L'anesthésie (art. D. 712-42 du CSP)

« Le tableau fixant la programmation des interventions est établi conjointement par les médecins réalisant ces interventions, les médecins anesthésistes-réanimateurs concernés et le responsable de l'organisation du secteur opératoire, en tenant compte notamment des impératifs d'hygiène, de sécurité et d'organisation du fonctionnement du secteur opératoire ainsi que des possibilités d'accueil en surveillance post-interventionnelle.
L'anesthésie est réalisée sur la base d'un protocole établi et mis en œuvre sous la responsabilité d'un médecin anesthésiste-réanimateur, en tenant compte des résultats de la consultation et de la visite pré-anesthésiques.
Le patient doit bénéficier :
– d'une surveillance clinique continue ;
– d'un matériel d'anesthésie et de suppléance adapté au protocole anesthésique retenu. » (art. D. 712-43 du CSP.)

Article D. 712-44

« I. Les moyens mentionnés au 1° de l'article D. 712-43 doivent permettre d'assurer, pour chaque patient, les fonctions suivantes :
a) Le contrôle continu du rythme cardiaque et du tracé électrocardioscopique ;
b) La surveillance de la pression artérielle soit non invasive, soit invasive, si l'état du patient l'exige.
II. Les moyens mentionnés au 2° de l'article D. 712-43 doivent permettre d'assurer, pour chaque patient, les fonctions ou actes suivants :
a) L'arrivée de fluides médicaux et l'aspiration par le vide ;
b) L'administration de gaz et de vapeurs anesthésiques ;
c) L'anesthésie et son entretien ;
d) L'intubation trachéale ;
e) La ventilation artificielle ;
f) Le contrôle continu :
– du débit de l'oxygène administré et de la teneur en oxygène du mélange gazeux inhalé ;
– de la saturation du sang en oxygène ;
– des pressions et des débits ventilatoires ainsi que de la concentration en gaz carbonique expiré, lorsque le patient est intubé. »

La surveillance continue post-interventionnelle (art. D. 712-45)

« La surveillance continue post-interventionnelle a pour objet de contrôler les effets résiduels des médicaments anesthésiques et leur élimination et de faire face, en tenant compte de l'état de santé du patient, aux complications éventuelles liées à l'intervention ou à l'anesthésie.
Cette surveillance commence en salle, dès la fin de l'intervention et de l'anesthésie.

Elle ne s'interrompt pas pendant le transfert du patient.
Elle se poursuit jusqu'au retour et au maintien de l'autonomie respiratoire du patient, de son équilibre circulatoire et de sa récupération neurologique. »

Article D. 712-46

« Sauf pour les patients dont l'état de santé nécessite une admission directe dans une unité de soins intensifs ou de réanimation, la surveillance qui suit le transfert du patient est mise en œuvre dans une salle de surveillance post-interventionnelle.
Sous réserve que les patients puissent bénéficier des conditions de surveillance mentionnées à l'article D. 712-45, peuvent tenir lieu de salle de surveillance post-interventionnelle :
a) La salle de travail située dans une unité d'obstétrique, en cas d'anesthésie générale ou locorégionale pour des accouchements par voie basse ;
b) La salle où sont pratiquées des activités de sismothérapie.
La salle de surveillance post-interventionnelle est dotée de dispositifs médicaux permettant pour chaque poste installé (art. D. 712-47) :
a) L'arrivée de fluides médicaux et l'aspiration par le vide ;
b) Le contrôle continu du rythme cardiaque et l'affichage du tracé électrocardioscopique, par des appareils munis d'alarme, et le contrôle de la saturation du sang en oxygène ;
c) La surveillance périodique de la pression artérielle ;
d) Les moyens nécessaires au retour à un équilibre thermique normal pour le patient.
La salle de surveillance post-interventionnelle est en outre équipée :
a) D'un dispositif d'alerte permettant de faire appel aux personnels nécessaires en cas de survenance de complications dans l'état d'un patient ;
b) D'un dispositif d'assistance ventilatoire, muni d'alarmes de surpression et de débranchement ainsi que d'arrêt de fonctionnement.
Les personnels exerçant dans cette salle doivent pouvoir accéder sans délai au matériel approprié permettant la défibrillation cardiaque des patients ainsi que l'appréciation du degré de leur éventuelle curarisation.
La salle de surveillance post-interventionnelle doit être située à proximité d'un ou de plusieurs sites où sont pratiquées les anesthésies et dont le regroupement doit être favorisé, notamment des secteurs opératoires et des secteurs où sont pratiqués les actes d'endoscopie ou de radiologie interventionnelle.
Ses horaires d'ouverture doivent tenir compte du tableau fixant la programmation des interventions, mentionné à l'article D. 712-42, et de l'activité de l'établissement au titre de l'accueil et du traitement des urgences.
Toute nouvelle salle de surveillance post-interventionnelle, y compris lorsqu'elle est créée par regroupement de salles existantes afin notamment de respecter les normes de personnel paramédical mentionnées à l'article D. 712-49, doit comporter une capacité minimale de quatre postes. »

Article D. 712-49

« Les patients admis dans une salle de surveillance post-interventionnelle sont pris en charge par un ou plusieurs agents paramédicaux, ou sages-femmes, pour les interventions prévues au a) de l'article D. 712-46, affectés exclusivement à ladite salle pendant sa durée d'utilisation et dont le nombre est fonction du nombre de patients présents.

Pendant sa durée d'utilisation, toute salle de surveillance post-interventionnelle doit comporter en permanence au moins un infirmier diplômé d'État formé à ce type de surveillance, si possible infirmier anesthésiste diplômé d'État.

Lorsque la salle dispose d'une capacité égale ou supérieure à six postes occupés, l'équipe paramédicale doit comporter au moins deux agents présents dont l'un est obligatoirement un infirmier diplômé d'État formé à ce type de surveillance, si possible infirmier anesthésiste diplômé d'État.

Le personnel paramédical est placé sous la responsabilité médicale d'un médecin anesthésiste-réanimateur qui doit pouvoir intervenir sans délai. Ce médecin :

a) Décide du transfert du patient dans le secteur d'hospitalisation et des modalités dudit transfert ;

b) Autorise, en accord avec le médecin ayant pratiqué l'intervention, la sortie du patient de l'établissement dans le cas d'une intervention effectuée dans une structure de soins alternative à l'hospitalisation pratiquant l'anesthésie ou la chirurgie ambulatoire mentionnée au b) de l'article R. 712-2-1. »

Article D. 712-50

« Le protocole d'anesthésie ainsi que l'intégralité des informations recueillies lors de l'intervention et lors de la surveillance continue post-interventionnelle sont transcrits dans un document classé au dossier médical du patient.

Il en est de même des consignes données au personnel qui accueille le patient dans le secteur d'hospitalisation. Elles font également l'objet d'une transmission écrite. »

Arrêté du 3 octobre 1995 relatif aux modalités d'utilisation et de contrôle des matériels et dispositifs médicaux assurant les fonctions et actes cités aux articles D. 712-43 et D. 712-47 du CSP

« Art. 1er. Les matériels et dispositifs médicaux assurant les fonctions et actes cités aux articles D. 712-43 et D. 712-47 du CSP :

1) Sont contrôlés lors de leur première mise en service dans l'établissement de santé et lors de toute remise en service, notamment après toute intervention de dépannage importante ou toute interruption prolongée de fonctionnement, afin de s'assurer que

leur installation est faite selon les spécifications prévues par le fabricant et par l'établissement de santé;

2) Font l'objet d'une vérification de leur bon état et de leur bon fonctionnement avant utilisation sur les patients;

3) Font l'objet d'une maintenance organisée, adaptée à leurs conditions d'utilisation.

Ces matériels et dispositifs médicaux ne peuvent être utilisés sans que l'établissement de santé ait mis en place des procédures ou des systèmes destinés à pallier les défaillances de leur alimentation normale en gaz à usage médical et en énergie.

Art. 2. Afin de réaliser les obligations fixées par l'article 1er, l'établissement de santé met en place une organisation dont il précise les modalités, qui sont transcrites dans un document. Cette organisation est établie par le directeur de l'établissement de santé après avis des organes représentatifs cités aux articles L. 714-16 et L. 714-17 en ce qui concerne les établissements publics de santé et après avis de la commission médicale mentionnée à l'article L. 715-8 ou de la conférence médicale prévue à l'article L. 715-12 en ce qui concerne les établissements de santé privés.

Cette organisation est portée à la connaissance du personnel concerné par l'utilisation, la maintenance et le contrôle qui reçoit un exemplaire du document où elle est consignée. Ce document est également disponible dans les services où sont installés les matériels et dispositifs médicaux. Les changements de cette organisation, notamment ceux que nécessite la mise en œuvre d'installations nouvelles destinées à réaliser les actes et fonctions cités aux articles D. 712-43 et D. 712-47 ou la constatation d'une inadéquation selon les modalités prévues à l'article 6 ci-après, donnent lieu à une mise à jour immédiate du document suivant la procédure susdite.

Un exemplaire du document est transmis au préfet qui, s'il y a lieu, fait connaître à l'établissement de santé ses observations et les dispositions que l'établissement de santé doit modifier pour satisfaire aux obligations susmentionnées selon les prescriptions énoncées aux articles 3, 4, 5 et 6 ci-après. La mise en œuvre de l'organisation et la mise en place des systèmes et procédures imposés par l'article 7 du présent arrêté peuvent faire l'objet de contrôles à tout moment à la diligence du préfet.

Art. 3. Le contrôle de mise en service prévu au 1 de l'article 1er est organisé selon des modalités qui déterminent pour chaque type de matériel ou de dispositif médical:

1) La qualité et les attributions des personnels chargés de la réception;

2) La qualité, les attributions et la qualification des personnels chargés de la mise ou remise en service;

3) Les vérifications permettant de s'assurer que l'installation est faite selon les spécifications prévues compte tenu des conditions particulières d'utilisation et conformément aux notices d'instruction en langue française qui doivent accompagner le matériel ou le dispositif médical;

4) Les utilisations prévues et les contre-indications;

5) Les risques d'interférences réciproques avec les dispositifs, notamment les dispositifs médicaux, qui sont utilisés lors des interventions nécessitant une anesthésie.

Art. 4. La vérification du bon état et du bon fonctionnement prévue au 2) de l'article 1er est organisée selon des modalités qui déterminent pour chaque type de matériel ou de dispositif médical :
1) Les qualifications et la formation des personnels chargés de ces vérifications ;
2) La nature des opérations et les protocoles retenus pour :
a) Vérifier le bon état et le bon fonctionnement avant :
– le début de chaque programme interventionnel ou opératoire ;
– le début de chaque anesthésie ;
– l'ouverture de la salle de surveillance post-interventionnelle ;
– le début de la surveillance de chaque patient dans cette salle ;
b) Éviter tout risque de contamination par l'intermédiaire des matériels ou accessoires utilisés ;
3) Les incompatibilités existantes et les interférences possibles avec les autres matériels et les dispositifs médicaux et avec les accessoires ou consommables utilisés.
Le médecin anesthésiste-réanimateur qui pratique l'anesthésie s'assure, avant induction de son patient, que les vérifications prévues au présent article ont été faites selon les modalités prévues au document et que le résultat en est satisfaisant. Mention en est faite sur un registre contresigné par l'anesthésiste-réanimateur.
Art. 5. La maintenance prévue au 3) de l'article 1er est organisée selon des modalités qui déterminent, pour chaque type de matériel ou de dispositif médical :
1) La nature et la périodicité des opérations de la maintenance organisée, y compris celles d'étalonnage, en tenant compte des notices d'instruction citées à l'article 3e ci-dessus ;
2) La qualité et la formation des personnels éventuellement affectés à la maintenance ;
3) Les conditions de commande et de réalisation des interventions en cas de panne ;
4) Les conditions d'enregistrement et d'archivage des principales caractéristiques des opérations de maintenance ou interventions de dépannage.
Art. 6. Pour les matières prévues aux articles 3e, 4e et 5e, l'organisation fixée doit comporter également les modalités de vérification périodique de sa bonne application et de son adéquation aux nouveaux types de matériels ou dispositifs et aux nouvelles pratiques de soins adoptées par l'établissement.
Art. 7. En cas de défaillance de l'alimentation normale en énergie électrique des matériels ou dispositifs médicaux, des systèmes techniques permettent de poursuivre les soins en cours. En cas de défaillance de l'alimentation normale en gaz à usage médical de ces matériels ou dispositifs, des systèmes techniques ou des procédures permettent de même de poursuivre les soins. Dans ces deux cas, cette poursuite est assurée jusqu'à la sortie du patient de la salle de surveillance post-interventionnelle. Le déclenchement de ces systèmes est automatique ou réalisable immédiatement par le personnel à partir du local où se trouve le patient. Le personnel est formé au déclenchement des systèmes et à l'exécution des procédures retenues. L'organisation prévue à l'article 2 indique les systèmes et décrit les procédures assurant la poursuite des soins ; elle détermine égale-

ment les modalités du contrôle des systèmes ou des procédures précités, qui doit être au minimum semestriel. »
Ce décret est intégré au CSP (troisième partie : Décrets).

La surveillance médicale doit être constante et continue

Les garanties à respecter, pour tout patient dont l'état nécessite une anesthésie générale ou locorégionale, dans toute structure y compris ambulatoire, sont les suivantes :
1. *Une consultation pré-anesthésique*, dans le cadre d'une consultation externe, lorsqu'il s'agit d'une intervention programmée. Cette consultation est de la compétence exclusive d'un médecin anesthésiste-réanimateur qui doit en consigner les résultats, comme les résultats d'examens complémentaires, sur un document inséré dans le dossier médical du patient.
2. *Une visite pré-anesthésique* effectuée par un médecin anesthésiste-réanimateur dans les heures précédant le moment prévu pour l'intervention.
3. *L'établissement d'un tableau d'interventions* conjointement entre les différents partenaires et responsables médecins et non-médecins, tenant compte des meilleures conditions de sécurité et d'hygiène dans l'intérêt des patients.
4. *L'établissement d'un protocole d'anesthésie* par le médecin anesthésiste-réanimateur. Ce protocole sera mis en œuvre sous la responsabilité du médecin anesthésiste pouvant intervenir à tout moment.
5. Une surveillance clinique continue comprenant entre autres :
– le contrôle continu du rythme cardiaque et du tracé ;
– la surveillance de la pression artérielle continue.
6. Un matériel d'anesthésie et de suppléance adapté au protocole :
– arrivée des fluides médicaux et aspiration par le vide ;
– administration de gaz et de vapeurs anesthésiques ;
– matériel d'anesthésie adapté, certifié et entretenu ;
– matériel d'intubation ;
– équipement de ventilation assistée ;
– moyens permettant d'assurer le contrôle continu :
  - du débit d'oxygène administré et de la teneur en oxygène de mélange inhalé ;
  - de la saturation du sang en oxygène ;
  - des pressions et des débits ventilatoires ainsi que de la concentration en gaz carbonique expiré, lorsque le patient est intubé.

7. *Une surveillance post-interventionnelle continue* poursuivie jusqu'au retour et au maintien de l'autonomie respiratoire du patient, de son équilibre circulatoire et de sa récupération neurologique.

Le réveil

La surveillance post-interventionnelle commence en salle, dès la fin de l'intervention et de l'anesthésie. Elle ne s'interrompt pas pendant le transfert du patient. Elle se poursuit jusqu'au retour et au maintien de l'autonomie respiratoire du patient, de son équilibre circulatoire et de sa récupération neurologique.

Sauf pour le patient dont l'état nécessite une admission en service de réanimation ou de soins intensifs, la surveillance post-interventionnelle est mise en œuvre dans une salle de surveillance spécifique.

La salle de surveillance, située à proximité du lieu d'anesthésie, en service aux heures nécessaires selon le tableau opératoire ou les urgences, est dotée de dispositifs médicaux permettant pour chaque poste de surveillance :

- une arrivée des fluides médicaux et d'aspiration ;
- un contrôle continu du rythme cardiaque, du tracé électrocardioscopique avec alarmes et de la saturation du sang en oxygène ;
- une surveillance périodique de la pression artérielle ;
- des moyens de retour à un équilibre thermique normal du patient.

La salle est équipée :

- d'un dispositif d'alerte permettant de demander de l'aide en cas de besoin ;
- d'un dispositif d'assistance ventilatoire muni d'alarmes de surpression et de débranchement ainsi que d'arrêt de fonctionnement ;
- d'un accès facile et rapide au matériel de défibrillation cardiaque.

La surveillance des patients est assurée par :

- un ou plusieurs agents paramédicaux ou sages-femmes dont, en permanence, au moins une infirmière diplômée d'État formée à ce type d'intervention et de préférence une infirmière anesthésiste diplômée ;
- si la salle comporte six postes ou plus, l'équipe paramédicale de surveillance doit comporter au moins deux agents dont une infirmière, de préférence infirmière anesthésiste diplômée.

Un médecin anesthésiste-réanimateur est responsable de la salle et doit pouvoir intervenir sans délai en cas de besoin

La sortie de la salle post-interventionnelle relève de la décision du médecin responsable de la salle. Il décide du transfert vers l'unité d'hospitalisation et de ses modalités.

Pour les patients en ambulatoire, il autorise la sortie en accord avec le médecin ayant pratiqué l'intervention.

Quelle est la fonction de l'infirmier en anesthésie ?

Selon la réglementation, l'infirmier est habilité, « à condition qu'un médecin anesthésiste-réanimateur puisse intervenir à tout moment, et après qu'un médecin anesthésiste-réanimateur a examiné le patient et établi le protocole, **à appliquer les techniques suivantes** :
1° Anesthésie générale ;
2° Anesthésie locorégionale et réinjections dans le cas où un dispositif a été mis en place par un médecin anesthésiste-réanimateur ;
3° Réanimation peropératoire.
Il accomplit les soins et peut, à l'initiative exclusive du médecin anesthésiste-réanimateur, réaliser les gestes techniques qui concourent à l'application du protocole.
En salle de surveillance post-interventionnelle, il assure les actes relevant des techniques d'anesthésie citées aux deuxième, troisième et quatrième alinéas et est habilité à la prise en charge de la douleur postopératoire relevant des mêmes techniques. »
Le médecin doit auparavant avoir examiné le patient et posé l'indication anesthésique, ainsi que le protocole d'anesthésie personnalisé par écrit. L'anesthésie demeure un acte médical sous la responsabilité du médecin anesthésiste-réanimateur, et cela jusqu'au réveil complet.
Il appartient à l'infirmière aide-anesthésiste de vérifier (comme le médecin) le matériel avant l'intervention, de surveiller le patient et d'appliquer la technique anesthésique prescrite par le médecin anesthésiste.
Elle doit aviser le médecin responsable de toute difficulté, tant en cours d'intervention qu'en phase de réveil. Il lui appartient également, en cas de difficulté, de prendre l'initiative des « gestes de sauvegarde », c'est-à-dire de réanimation.
En cas d'accident anesthésique, il est fréquent que la responsabilité pénale du médecin responsable et celle de l'infirmière ayant participé à l'anesthésie soient simultanément recherchées.

L'infirmière seule en anesthésie engage-t-elle nécessairement sa responsabilité ?

En cas d'accident, il faut démontrer une faute, un préjudice et un lien de cause à effet pour que la responsabilité soit établie.
La faute peut venir du fait que l'infirmière a précisément conduit seule l'anesthésie, alors qu'aucune situation d'urgence ne pouvait le justifier : il y a alors *« manquement à une obligation de sécurité et de prudence, imposée par le règlement »*, au sens des articles 221-6 et 222-19 du Code pénal sur l'homicide et coups et blessures involontaires.

Mais il n'y a pas forcément lien de cause à effet, en particulier si l'infirmière n'a commis aucune erreur technique ou faute de surveillance.

La chambre criminelle de la Cour de cassation rappelle, dans un arrêt du 22 février 1983, dans une affaire de décès d'un enfant après une intervention chirurgicale sans médecin anesthésiste-réanimateur, que la relaxe de l'infirmière était justifiée :

« Que les juges du fond soulignent également qu'aucune faute n'est relevée ni dans la technique anesthésique de l'infirmière ni dans la technique opératoire du chirurgien qui a procédé avec efficacité, après l'arrêt cardiaque, au massage du cœur, qu'ils ajoutent, écartant l'argumentation de la partie civile qui soutenait que l'état particulièrement déficient de l'enfant avant l'intervention exigeait la surveillance d'un médecin anesthésiste-réanimateur, que l'anesthésie qui a été pratiquée par l'infirmière aide-anesthésiste n'encourt ni quant à la technique utilisée, ni quant aux produits employés aucune critique ;

Attendu qu'en l'état de ces énonciations et constatations desquelles il résulte qu'il n'a pu être relevé à la charge du prévenu aucune faute en relation de cause à effet avec les blessures subies par l'enfant, les juges du fond ont, sans encourir les griefs invoqués au moyen, justifié leur décision. »

A contrario, si la technique anesthésique avait été contestée par l'expert, la faute aurait été retenue et l'infirmière condamnée.

N.B. L'infirmière n'est pas obligée d'accepter d'appliquer « seule » un protocole d'anesthésie sur lequel elle n'est pas d'accord, soit qu'elle ne se sente pas capable de l'appliquer à un malade déterminé, soit qu'elle maîtrise mal ce protocole.

La présence du médecin peut toujours être exigée face à une difficulté particulière ou un risque identifié. Dans tous les cas, l'intérêt du malade et sa sécurité doivent toujours être privilégiés.

L'anesthésie péridurale

La technique d'anesthésie par péridurale est une technique anesthésique et l'anesthésie est un acte médical. La péridurale est une technique potentiellement dangereuse d'anesthésie, qui requiert une particulière prudence.

La décision de recourir à l'anesthésie péridurale exige l'accord entre l'opérateur (accoucheur ou chirurgien), le patient (ou la parturiente) et l'anesthésiste auquel incombe sa réalisation.

En particulier, en matière obstétricale, la péridurale ne doit pas être une décision prise lors de l'accouchement, mais elle doit avoir été prévue et avoir fait l'objet d'un accord comme ci-dessus.

Sauf pour les interventions non programmées à l'avance, elle doit avoir été précédée, comme toute anesthésie, d'une consultation externe pré-anesthésique et des examens pré-anesthésiques approfondis et pratiqués en temps utile.

En tout état de cause, la mise en place du dispositif et la première injection incombent impérativement au médecin anesthésiste-réanimateur.

Les réinjections sont-elles des actes médicaux ?

Les réinjections, dans un cathéter péridural mis en place par un médecin et à condition qu'un médecin responsable puisse intervenir à tout moment, relèvent de la compétence des infirmières anesthésistes diplômées.
Lorsqu'il s'agit de réinjection post-anesthésique et lorsque ces réinjections sont pratiquées dans un but d'**analgésie**, elles relèvent de la compétence infirmière sous réserve d'une formation adaptée et à condition qu'un médecin puisse intervenir à tout moment et qu'il ait effectué la première injection.
Pour ce qui concerne les sages-femmes, il faut rappeler que le Code de déontologie dispose que :
« En présence d'un médecin responsable pouvant intervenir à tout moment, la sage-femme peut participer à la technique d'anesthésie locorégionale pratiquée lors de l'accouchement, à l'exclusion de la période d'expulsion, à condition que la première injection soit effectuée par un médecin, la sage-femme ne pouvant pratiquer les injections suivantes que par la voie du dispositif mis en place par le médecin. »
En cas de faute d'exécution ou de défaut de surveillance, tels que surdosage, déplacement ou non-vérification du cathéter, non-prise en compte des signes de réaction de la patiente, absence de surveillance, la responsabilité personnelle de l'infirmière ou de la sage-femme négligente ou imprudente est toujours susceptible d'être recherchée.
L'anesthésie péridurale ne doit jamais être banalisée ; elle reste, par sa technique même, une pratique à haut risque et demande un niveau de vigilance très élevé.
Nul ne peut réinjecter sans une réelle formation à cette technique, à la surveillance et aux risques potentiels. Un médecin doit toujours être joignable.

Qu'est-ce que le délit de mise en danger ?

L'article 223-1 du Nouveau Code pénal dispose que le fait d'exposer directement autrui à un risque immédiat de mort ou de blessure par la violation manifestement délibérée d'une obligation particulière de sécurité ou de prudence imposée par la loi ou le règlement est puni d'un an de prison et de 15 000 euros d'amende, s'il peut s'ensuivre une mutilation ou une infirmité permanente.

PARTIE V

L'équipe

13 LA VALEUR DES DÉLÉGATIONS

Quelle est la valeur des délégations ?

Il faut être très méfiant avec ce mot qui est trompeur. Une « délégation » en matière de soins ne fait jamais disparaître la responsabilité, surtout pénale, ni de celui qui délègue ni de celui qui est délégué.

Le concept de délégation désigne juridiquement un transfert de compétence. Si ce concept peut parfaitement s'appliquer à des fonctions administratives (délégation de compétence ou de signature), il ne peut en aucun cas définir des rapports entre des professionnels de santé à compétence légiférée par des dispositions d'ordre public, c'est-à-dire dont l'exercice n'est autorisé que s'ils sont titulaires du diplôme nécessaire.

Sur quels textes repose la notion de délégation ?

La délégation de soins ne repose sur aucun texte.

Sur les relations entre médecins et infirmiers ou auxiliaires médicaux, il existe les textes suivants.

L'arrêté du 6 janvier 1962

Cet arrêté n'institue aucune délégation, mais il dresse une liste d'actes qui ne peuvent être pratiqués que par les docteurs en médecine (art. 2) et une liste d'actes qui peuvent être exécutés par les auxiliaires médicaux qualifiés, sous la responsabilité et la surveillance directe d'un médecin, celui-ci pouvant contrôler et intervenir à tout moment (art. 3). Ce texte complète le décret du 11 février 2002.

Il dresse enfin une liste d'actes qui peuvent être exécutés par des auxiliaires médicaux qualifiés, et uniquement sur prescription qualitative et quantitative du médecin, mais en dehors de la présence de celui-ci (art. 4).

Ce texte permet de comprendre que, en cas de difficultés ou d'accident, ni la responsabilité du médecin ni celle de l'infirmière ne peuvent être exclues *a priori*.

Le décret du 11 février 2002 inséré dans le CSP sous les articles R. 4311-1 à 15

Ce décret n'institue aucune délégation mais définit les actes et les soins relevant de la compétence infirmière, sur prescription médicale, et parfois à la condition de pouvoir faire intervenir un médecin à tout moment.

La participation des AS aux soins infirmiers s'inscrit dans le cadre d'une notion de « collaboration » dans les limites de la qualification reconnue à ces derniers du fait de leur formation selon les termes des articles R. 4311-3 à 5 du CSP.

En effet, l'aide-soignante, qui apporte sa « collaboration » aux actes et soins infirmiers, détient sa propre compétence à exercer, reconnue et limitée par une qualification officielle, le diplôme d'aide-soignante. Les limites de cette compétence sont définies par le programme officiel de formation conduisant au diplôme AS ou AP défini par les arrêtés du 22 octobre 2005 et du 16 janvier 2006, d'une part, et encadrées par le décret du 11 février 2002, articles R. 4311-3 à 5, d'autre part.

Un médecin peut-il déléguer à une infirmière des actes médicaux ?

Non. Sauf dans les situations d'urgence, quand le patient est en péril (l'urgence commande !), le médecin ne peut pas déléguer, même temporairement, l'exercice de son art.

- L'article R. 4127-69 du CSP portant Code de déontologie médicale déclare :

L'exercice de la médecine est personnel : « Chaque médecin est responsable de ses décisions et de ses actes. »

- L'article R. 4127-70 du CSP portant Code de déontologie médicale précise :

« Mais un médecin ne doit pas, sauf circonstances exceptionnelles, entreprendre ou poursuivre des soins, ni formuler des prescriptions dans les domaines qui dépassent ses connaissances, son expérience et les moyens dont il dispose. »

Aussi, et par définition, une « délégation » d'un médecin à une infirmière pour l'accomplissement d'actes médicaux est illégale, sauf lorsque l'urgence vitale la commande. La responsabilité des deux peut donc être *a priori* engagée en cas de difficultés ou d'accident. Contrairement à ce qui est parfois affirmé, le médecin, en cas d'accident, n'a pas les moyens de « couvrir » son infirmière, si tant est qu'il en ait véritablement l'intention...

L'interne exerce-t-il par délégation du chef de service ?

Si l'on en croit le statut des internes, apparemment. Mais cela n'est qu'une apparence dès lors que l'interne exerce ses fonctions de prévention, de diagnostic et de soins, et dès lors qu'il prescrit.

Sa responsabilité pénale, en particulier devant le juge d'instruction ou le tribunal correctionnel, ne pourra jamais être écartée *a priori*.

Il faut rappeler que, pour le juge d'instruction ou le tribunal correctionnel, en particulier dans les affaires de coups et blessures involontaires ou d'homicide involontaire, la réglementation n'est qu'un élément d'appréciation parmi beaucoup d'autres.

La responsabilité pénale est surtout déterminée par les circonstances concrètes : la maladresse, l'imprudence, l'inattention, la négligence, le défaut d'adresse, le défaut de précaution, l'incompétence, le manquement à une obligation de sécurité, etc.

En conclusion, sur le plan juridique et en particulier pénal, la délégation est concrètement sans intérêt, par rapport à des questions comme les suivantes.
- Qui a fait quoi ?
- Pourquoi X a-t-il accompli cet acte ?
- Pourquoi Y ne l'a-t-il pas accompli à sa place ?
- Qui savait accomplir cet acte ?
- Quel était l'intérêt du patient ?
- Le risque était-il prévisible ?

Notion de coopération interprofessionnelle

Selon l'article 51 de la loi HPST « les professionnels de santé peuvent s'engager, à leur initiative, dans une démarche de coopération ayant pour objet d'opérer entre eux des transferts d'activités ou d'actes de soins ou de réorganiser leurs modes d'intervention auprès du patient. » L'agence vérifie, dans des conditions fixées par arrêté du ministre chargé de la Santé, que la volonté de l'ensemble des parties prenantes de coopérer est avérée, que le demandeur dispose d'une garantie assurantielle portant sur le champ défini par le protocole et qu'il a fourni la preuve de son expérience dans le domaine considéré et de sa formation.

Pour être mis en œuvre, un protocole de coopération doit être autorisé par l'Agence régionale de santé, après avis favorable de la HAS. La HAS peut décider d'étendre un protocole de coopération à tout le territoire national. »

Les protocoles de coopération entre professionnels de santé concernent les patients et les professionnels de santé.

Le premier objectif de ce dispositif est de garantir aux patients un accès aux soins de qualité tout en optimisant le parcours de soins par une coordination performante.

Le second objectif est de permettre l'évolution de l'exercice professionnel paramédical par l'extension de ses champs d'intervention, tout en centrant l'activité médicale sur des missions d'expertise.

Attention, dans le cadre des protocoles de coopération, l'arrêté du 31 décembre 2009 relatif à la procédure applicable dispose que : « Le professionnel de santé exerçant à titre salarié transmet un document fourni par son employeur attestant de la souscription d'un contrat d'assurance au titre du quatrième alinéa de l'article L. 1142-2 du CSP, sans préjudice de l'attestation d'assurance qu'il est susceptible d'avoir souscrit pour garantir sa responsabilité personnelle. »

Enfin, selon l'article L. 4011-1 il incombe à chaque professionnel de santé d'informer le patient lorsqu'il agit dans le cadre d'un protocole de coopération interdisciplinaire et le patient peut refuser le soin, exiger qu'il soit effectué par un professionnel habilité à l'effectuer par son diplôme.

Qu'est-ce qu'un protocole de coopération interprofessionnelle pour une infirmière ?

Par dérogations aux dispositions légales concernant les professions de santé, **et selon l'article 51 de la loi n° 2009-879 du 21 juillet 2009 portant réforme de l'hôpital et relative aux patients, à la santé et aux territoires**, il est possible d'instituer entre professionnels de santé des protocoles de coopération.

Pour la profession infirmière, ces protocoles instituent des dérogations aux règles professionnelles relevant du décret de compétence infirmier du 29 juillet 2004.

Ce dispositif concerne tous les professionnels de santé, exerçant en institution publique ou privée (salarié) et/ou en libéral (cabinet, centre de santé, maison de santé)...

La HAS peut étendre un protocole de coopération à tout le territoire national. Dans ce cas, chaque ARS autorise sa mise en œuvre dans la région par un arrêté.

Dispositif légal de coopérations interprofessionnelles

Article 51

« ... Les professionnels de santé peuvent s'engager, à leur initiative, dans une démarche de coopération ayant pour objet d'opérer entre eux des transferts d'activités ou d'actes de soins ou de réorganiser leurs modes d'intervention auprès du patient. Ils interviennent dans les limites de leurs connaissances et de leur expérience ainsi que dans le cadre des protocoles définis aux articles L. 4011-2 et L. 4011-3.

Le patient est informé, par les professionnels de santé, de cet engagement dans un protocole impliquant d'autres professionnels de santé dans une démarche de coopération interdisciplinaire impliquant des transferts d'activités ou d'actes de soins ou de réorganisation de leurs modes d'intervention auprès de lui. »

Déroulement du processus de coopération

Article L. 4011-2.

« Les professionnels de santé soumettent à l'Agence régionale de santé des protocoles de coopération. L'agence vérifie que les protocoles répondent à un besoin de santé constaté au niveau régional puis les soumettent à la HAS.

Ces protocoles précisent l'objet et la nature de la coopération, notamment les disciplines ou les pathologies, le lieu et le champ d'intervention des professionnels de santé concernés.

Le directeur général de l'Agence régionale de santé autorise la mise en œuvre de ces protocoles par arrêté pris après avis conforme de la HAS.

La HAS peut étendre un protocole de coopération à tout le territoire national. Dans ce cas, le directeur général de l'Agence régionale de santé autorise la mise en œuvre de ces protocoles par arrêté. Il informe la HAS de sa décision.

Les protocoles de coopération étendus sont intégrés à la formation initiale ou au développement professionnel continu des professionnels de santé selon des modalités définies par voie réglementaire. »

Article L. 4011-3.

« Les professionnels de santé qui s'engagent mutuellement à appliquer ces protocoles sont tenus de faire enregistrer, sans frais, leur demande d'adhésion auprès de l'Agence régionale de santé.
L'agence vérifie, dans des conditions fixées par arrêté du ministre chargé de la Santé, que la volonté de l'ensemble des parties prenantes de coopérer est avérée, que le demandeur dispose d'une garantie assurantielle portant sur le champ défini par le protocole et qu'il a fourni la preuve de son expérience dans le domaine considéré et de sa formation. L'enregistrement de la demande vaut autorisation.
Les professionnels s'engagent à procéder, pendant une durée de douze mois, au suivi de la mise en œuvre du protocole selon des modalités fixées par arrêté du ministre chargé de la Santé et à transmettre les informations relatives à ce suivi à l'Agence régionale de santé et à la HAS.
L'Agence régionale de santé peut décider de mettre fin à l'application d'un protocole, pour des motifs et selon des modalités définies par arrêté. Elle en informe les professionnels de santé concernés et la HAS. »

Mise en œuvre des protocoles

Les modalités de mise en œuvre de ces protocoles sont instituées par l'arrêté du 31 décembre 2009.

La mise en œuvre passe par trois étapes

- Étape 1 : Élaboration d'un projet de protocole de coopération par des professionnels, après identification d'un besoin pour optimiser la prise en charge des patients
- L'initiative appartient aux professionnels de santé.
- Le protocole doit répondre à une difficulté récurrente concernant un besoin de santé. Exemples : difficulté d'accès aux soins pour certains actes, défaut de coordination dans un parcours de soins, temps médical insuffisant pour une prise en charge spécifique, développement de prises en charge éducative et/ou préventive coordonnées entre professionnels médicaux et paramédicaux, etc.
- Le protocole de coopération doit définir avec précision le ou les actes ou les organisations qui seront dérogatoires aux conditions légales d'exercice de chacun des corps de métier concernés.
- Le protocole doit préciser la formation nécessaire, les risques, les moyens de les prévenir et d'y faire face, l'information aux patients...
- Les professionnels doivent remplir le dossier spécifique édité par la HAS qu'ils peuvent trouver sur le site HAS.

- Étape 2 : Autorisation du protocole de coopération par l'ARS
- Une première lecture commune, non officielle, est réalisée entre les professionnels et le référent ARS.
- La HAS examine la bonne constitution du dossier.
- Les professionnels intègrent les observations et envoient officiellement le projet à leur ARS.
- Un comité ARS vérifie si le projet répond à un besoin de santé de la région.
- Le DG de l'ARS envoie le projet à la HAS.
- La HAS donne un avis « conforme » ou « non conforme ».
- Si avis conforme de la HAS, le directeur général de l'ARS autorise le protocole de coopération par un arrêté.
- Si avis non conforme de la HAS, le protocole doit être réajusté par les professionnels, ou il peut être rejeté par l'ARS.
- Les ordres professionnels et URPS concernés en sont informés.
- Étape 3 : Les professionnels adhèrent au protocole de coopération
- Les professionnels qui souhaitent adhérer à un protocole de coopération autorisé, en font la demande à l'ARS, en fournissant les pièces nécessaires.
- Une attestation d'assurance de responsabilité civile professionnelle couvrant les actes délégués doit être fournie par les professionnels libéraux.
- L'ARS vérifie que la volonté des parties de coopérer est avérée, que le demandeur bénéficie d'une garantie assurantielle sur le champ défini par le protocole et qu'il a fourni les éléments pertinents sur sa formation et son expérience acquise dans le domaine considéré.
- L'ARS procède à l'enregistrement de la demande, dans un délai de 2 mois, par une transmission des éléments constitutifs de cet enregistrement, au ministre de la Santé. L'enregistrement de la demande vaut autorisation.
- L'ARS informe les ordres et URPS concernés des adhésions acceptées.
- Si l'ARS refuse l'adhésion d'un professionnel à un protocole de coopération autorisé, il informe le professionnel des raisons du rejet de sa demande.
- Les professionnels qui ont adhéré à un protocole de coopération doivent transmettre régulièrement à l'ARS les résultats des indicateurs de suivi prévus dans le protocole.
- Fin de protocoles

L'ARS peut décider de mettre fin à un protocole dans les cas suivants.
- Le besoin de santé auquel correspondait le protocole n'est plus fondé.
- Les résultats constatés au regard des objectifs de qualité et de sécurité de la prise en charge du patient ne sont pas satisfaisants.
- Le protocole pose des difficultés d'application signalées soit localement, soit nationalement.
- La HAS, suite à évaluation ou incident, procède au retrait du protocole.
- La législation ne le permet plus.
- L'ARS peut aussi mettre fin à l'adhésion d'un professionnel à un protocole si le professionnel en fait la demande, ou s'il ne respecte pas les règles et conditions de l'adhésion. Elle en informe alors les professionnels de santé concernés et la HAS.

LE RÔLE DE CHACUN

Qui est chef de l'équipe chirurgicale ?

Le chirurgien, même pour la surveillance postopératoire.
L'assemblée plénière de la Cour de cassation du 30 mai 1986 précise :
« Si la surveillance postopératoire incombe au médecin anesthésiste pour ce qui concerne sa spécialité, le chirurgien n'en demeure pas moins tenu d'une obligation générale de prudence et de diligence ; n'a pas donné de base légale à sa décision la Cour d'appel qui a déchargé le chirurgien de toute responsabilité à raison de l'arrêt cardio-respiratoire survenu quelques instants après l'opération, alors que l'infirmière chargée de surveiller le patient l'avait laissé seul dans sa chambre, sans rechercher si, en raison des conditions dans lesquelles il avait quitté la clinique, le chirurgien n'aurait pas dû s'assurer que le malade restait sous la surveillance d'une personne qualifiée. »

Qui est responsable dans l'équipe ?

Chacun à sa place.
La Cour d'appel de Rennes rappelle, dans son arrêt du 27 juin 1983, ce principe de base du travail de l'équipe médicale, où :
« Chacun doit au niveau de sa compétence assumer ses responsabilités. »
Lorsqu'il s'agit de mise en jeu de la responsabilité pénale des membres de l'équipe, les responsabilités de chacun sont analysées selon les dispositions de l'article 121-3 du Code pénal : *« en cas d'imprudence, de négligence ou de manquement à une obligation de prudence ou de sécurité prévue par la loi ou les règlements, sauf si l'auteur des faits a accompli les diligences normales compte tenu, le cas échéant, de la nature de ses missions ou de ses fonctions, de ses compétences ainsi que du pouvoir et des moyens dont il disposait »*.
Les personnes physiques qui n'ont pas causé directement le dommage, mais qui ont créé ou contribué à créer la situation qui a permis la réalisation du dommage ou qui n'ont pas pris les mesures permettant de l'éviter, sont responsables pénalement s'il est établi qu'elles ont soit violé de façon manifestement délibérée une obligation particulière de prudence ou de sécurité prévue par la loi ou le règlement, soit commis une faute caractérisée et qui exposait autrui à un risque d'une particulière gravité qu'elles ne pouvaient ignorer. »

Quels sont les actes de soins auxquels les aides-soignantes et les auxiliaires de puériculture peuvent collaborer ?

Les actes auxquels les aides-soignantes et les auxiliaires de puériculture peuvent collaborer sont définis aux articles R. 4311-4 et 5 du CSP, à l'exclusion de ceux ne faisant pas l'objet de leur formation telle que définie par les arrêtés du 22 octobre 2005 et du 16 janvier 2006.

Il convient donc d'exclure des compétences aides-soignantes les soins qui ne font pas l'objet d'un enseignement du programme officiel. Notamment les actes invasifs comme le changement de sonde urinaire et l'alimentation par sonde gastrique ou encore les pansements et soins stériles. Pour tous ces soins, les compétences AS et AP sont limitées aux soins d'hygiène et de confort courants et sans risque spécifique, à l'hygiène de l'environnement, très importante, et à la transmission de toute anomalie observée.

Les AS et AP exercent leurs activités selon les recommandations de l'infirmière qui les encadre. Aucun des soins et actes techniques relevant des articles R. 4311-7 et suivants ne relève de la compétence aide-soignante. Les lavements, changements de perfusion, injections, prises de sang, réalisation de pansements stériles, ablation de drainages quels qu'ils soient, sont de la compétence exclusive infirmière. Cependant, chaque AS et AP est tenue de transmettre ses observations pouvant aider à une meilleure prise en charge des patients, particulièrement lorsqu'elle constate une anomalie ou un risque évident.

Elles exercent cette activité aux côtés de l'infirmière et sous ses directives, y compris dans les services de soins à domicile.

Les glissements de tâches

Les glissements de tâches sont interdits lorsqu'il s'agit de confier un acte de soin à une personne non habilitée à l'exécuter selon sa formation et son diplôme. En cas de complications graves subies par le patient avec dommage corporel, la responsabilité de celui qui aurait dû accomplir la tâche, de celui qui a accepté de l'accomplir sans qualification et de celui qui encadre l'équipe et cautionne les glissements de tâches seront en cause, ainsi que celle de la direction des soins qui tolère ce genre de pratique.

Cas de jurisprudence n° 1 : TGI Paris 3 septembre 2003

Suite au décès d'un enfant de 18 mois pris en charge par une aide soignante de nuit hors du cadre de ses compétences, et mal surveillé, deux infirmières, l'aide soignante, le cadre de santé, la directrice des soins et la directrice de l'hôpital ont été condamnées à des peines de prison avec sursis pour homicide involontaire et/ou exercice illégal professionnel et/ou exposition délibérée d'autrui à un risque que les personnes en cause ne pouvaient ignorer (*voir* jugement en *annexe 10*)

Cas de jurisprudence n° 2 : TGI Versailles, 2011

Victime d'un surdosage lors d'une nutrition parentérale administrée par une auxiliaire de puériculture alors que la manipulation des sondes de nutrition sont de la compétence infirmière, l'enfant était décédé à l'hôpital de Bullion (78). L'infirmière et l'auxiliaire de puériculture en cause ont été condamnées respectivement à 2 ans et 1 an de prison avec sursis pour homicide involontaire. Le tribunal a également condamné les deux soignantes à une interdiction professionnelle, d'une durée de trois ans pour l'infirmière et d'un an pour l'auxiliaire puéricultrice.

Qui doit administrer les médicaments dans un service d'hospitalisation ?

Les infirmières.
Selon l'article R. 4311-7-6, l'administration des médicaments est un acte sur prescription médicale. À ce titre, il relève de la compétence infirmière et exige des connaissances pharmacologiques.
Cependant, lorsque cet acte concerne exclusivement des traitements non injectables à des personnes empêchées temporairement ou durablement d'accomplir ce geste pour elles-mêmes et ne présentant pas difficulté particulière quant à leur mode prise, leur préparation ou leur forme, il peut s'analyser comme une « aide à la prise » relevant de l'article R. 4311-5-4°. Dans ce cas, et selon les termes de la circulaire DGS/PS 3/DAS n° 99-320 du 4 juin 1999 relative à la distribution des médicaments, il est alors possible que des personnes autres que des infirmières puissent assurer cette « aide à la prise » en tant qu'une aide à un acte de la vie courante, et sous condition d'avoir été bien informées des doses prescrites aux patients et des modalités de la prise *(circulaire DGS/PS 3/DAS n° 99-320 du 4 juin 1999 relative à la distribution des médicaments)*. Cette nouvelle notion notifiée dans la circulaire ministérielle du 19 juin 1999 précitée ne concerne que les patients qui auraient pu eux-mêmes prendre leur traitement et en sont empêchés temporairement ou durablement, et ne concerne que les médicaments sans difficulté particulière d'administration en termes de voie d'administration, de posologie, de dilution... Cela ne peut concerner les nourrissons et jeunes enfants, et cela exclut toute administration injectable. Par ailleurs, la mise en œuvre de cette disposition, qui permet à des auxiliaires non titulaires du DE d'infirmière de contribuer à cette « aide à la prise », nécessite une bonne information sur les médicaments concernés au professionnel qui prend en charge cet acte. À noter qu'en vertu des règles de droit pénal, toute personne qui commet une erreur médicamenteuse dommageable pour le patient reste pénalement

responsable et peut donc être poursuivie personnellement pour cette erreur. On ne saurait trop recommander aux AS qui participent à l'administration des médicaments aux patients d'exiger une bonne information sur les médicaments concernés et, en cas de doute, de ne pas hésiter à solliciter l'avis de l'infirmière, du médecin ou du pharmacien. Tout médicament administré doit être prescrit par écrit et doit faire l'objet d'une traçabilité d'administration correcte : quoi, qui, quand et à quelle heure, quelle posologie, qui a administré et si besoin, quel problème ?

Quelles fonctions les agents des services hospitaliers peuvent-ils assurer dans les services de soins ?

Les agents des services hospitaliers qualifiés « sont chargés de l'entretien et de l'hygiène des locaux de soins et participent aux tâches permettant d'assurer le confort des malades. Ils ne participent pas aux soins aux malades et aux personnes hospitalisées ou hébergées » (décret du 24 février 2006 portant statut de la fonction publique hospitalière). Ils peuvent aider les personnes dans les actes de leur vie quotidienne si ces actes ne sont pas qualifiables de soins infirmiers. Il peut s'agir de toilette courante ou d'aide au repas, notamment dans les établissements d'hébergement de personnes âgées. À l'hôpital, c'est l'infirmière qui en décide selon l'état du patient.

Qu'est-ce que la VAE ?

La VAE est une procédure de validation des acquis qui permet aux agents hospitaliers d'accéder à la qualification d'aide-soignant(e) sous certaines conditions d'ancienneté, de dossier relatif aux acquis de l'expérience et de suivi d'une formation complémentaire fixée à 70 heures de formation.

15

L'INTERNE

La responsabilité de l'interne

La question de la responsabilité de l'interne est d'actualité.

Il convient de rectifier des idées fausses qui règnent en cette matière, et que certains rapprochent d'une récente et réelle dégradation de la qualité des prestations aux urgences.

- Selon le statut des internes, le praticien en formation spécialisée, l'interne est un agent public... L'interne participe au service de gardes et astreintes. L'interne bénéficie d'un repos de sécurité à l'issue de chaque garde de nuit. Le temps consacré au repos de sécurité ne peut donner lieu à l'accomplissement des obligations de service hospitalières, ambulatoires ou universitaires... L'interne en médecine exerce des fonctions de prévention, de diagnostic et de soins, par délégation et sous la responsabilité du praticien dont il relève (art. R. 6153-2 CSP).
- Pour l'organisation des stages hospitaliers prévus à l'article R. 6153-47, chaque unité de formation et de recherche médicale établit un projet pédagogique qui définit notamment les objectifs pédagogiques des stages et des gardes ainsi que les caractéristiques auxquelles répondent les entités où se déroulent les formations. Ce projet établi par le directeur de l'unité de formation et de recherche médicale est porté à la connaissance du directeur et de la commission médicale d'établissement du centre hospitalier universitaire (art. D. 6153-48 CSP).
- Les enseignants sont chargés d'encadrer les étudiants pendant leurs stages et gardes. Modifié par décret n° 2010-1187 du 8 octobre 2010 – art. 37.
- Les étudiants en médecine mentionnés à l'article R. 6153-46 participent à l'activité hospitalière sous la responsabilité des praticiens responsables des entités où se déroule la formation, auxquelles ils sont affectés ou, le cas échéant, sous la responsabilité des chefs des services (art. R. 6153-51).

  Ils exécutent les tâches qui leur sont confiées par le responsable de l'entité où se déroule la formation dans laquelle ils sont affectés, à l'occasion des visites et consultations externes, des examens cliniques, radiologiques et biologiques, des soins et des interventions. Ils peuvent exécuter des actes médicaux de pratique courante ; ils sont chargés de la tenue des observations et sont associés aux services de garde. Ils participent aux entretiens portant sur les dossiers des malades et suivent les enseignements dispensés dans l'établissement de santé.

Cas de jurisprudence avec mise en cause d'un interne en médecine

- Hôpital Trousseau – Tribunal correctionnel de Paris, 3 septembre 2003
- Les examens médicaux et les observations médicales effectués par D. G., interne, sont incomplets, avec manque de rigueur dans la rédaction de l'observation médicale qui

comporte des imprécisions et des inexactitudes dans les rubriques relatives au poids, à la température et à la fréquence de la saturation qui ne sont pas renseignées.
- L'Inspection générale relève également des manques de mentions sur différents symptômes. Elle a omis de renseigner le docteur Y. de l'arrêt accidentel de la perfusion et a prescrit la reprise de la perfusion sans avoir examiné l'enfant. Le rapport de l'Inspection générale vise des erreurs thérapeutiques commises qui peuvent être mises sur le compte d'une insuffisance de connaissances liées à son statut de praticien en formation en médecine générale. D. G. a quitté l'hôpital une heure avant la fin de son service, non seulement sans en informer le chef de service ou son suppléant, mais aussi sans revoir le docteur T. à qui elle n'a pas parlé de l'arrêt de la perfusion.
- Elle avait parfaitement conscience de la limite de ses capacités et de ses aptitudes face à une pathologie comme la gastro-entérite, et aurait dû faire appel à un médecin « senior » du service, nécessairement plus compétent et plus expérimenté. Nombre de ces omissions dans les informations et les instructions ont découlé de cette incompétence. L'accumulation de ces errements a créé une situation dangereuse, rendant possible la survenance du dommage et constituant **une faute caractérisée qui exposait l'enfant à un risque puis à la déshydratation qu'elle ne pouvait ignorer** même si elle n'avait eu qu'une faible formation sur la gastro-entérite.
- Sanctions pénales pour l'interne : six mois d'emprisonnement avec sursis total, 2 000 euros d'amende, non-inscription au B2 du casier judiciaire.

PARTIE VI

Les malades

16 LES DROITS DES MALADES

L'inventaire

Faut-il faire un inventaire à l'arrivée d'un malade ?

Oui et avec l'accord du patient. Le patient signe son inventaire daté. Un double lui est remis.

Si le patient est opposé à un inventaire, ceci est noté et daté sur son dossier et l'inventaire n'est pas dressé.

Si le patient est inconscient ou ne possède aucun discernement, l'inventaire est réalisé, daté et signé par deux agents ; il est fait en deux exemplaires, un pour le dossier et un pour le patient ou sa famille.

Que faire des objets de valeur ?

Ils font partie de l'inventaire.

Il faut informer le malade ou la famille que les objets de valeur et les sommes en espèces doivent être déposés dans le coffre de l'hôpital.

Aucune appréciation de la valeur n'est à porter sur le reçu (or : métal jaune ; argent : métal blanc ; montre : montre, etc.).

Le dimanche ou la nuit, les objets de valeur sont remis à l'administrateur de garde.

Aucune valeur ne doit être gardée sous la responsabilité du service sauf disposition interne signée par le chef d'établissement, par exemple lorsqu'il existe des coffres réservés à cet usage avec délégation formelle du directeur au personnel qui en a la charge.

Les fouilles de malades sont-elles autorisées ?

Non. Seule la police est autorisée à fouiller un malade ou ses effets personnels. Le malade doit être volontaire pour son inventaire.

Exceptions :

- les malades mis en isolement par mesure de sécurité ;
- les morts cérébraux en cas de prélèvement *post mortem* afin de rechercher dans leurs effets personnels s'il n'existe pas de document par lequel le malade s'opposerait à ce prélèvement.

En outre, les denrées et boissons alcoolisées ou non alcoolisées introduites en fraude, et qui ne sont pas compatibles avec les exigences du régime alimentaire du malade, peuvent être détruites à la vue du malade et de sa famille.

Peut-on remettre à sa famille les objets de valeur ou les clés de la maison d'un malade décédé ?

Le personnel des services est tenu de les remettre à l'administration qui les restitue aux familles en échange d'un avis notarié.

Le notaire à l'hôpital

Une infirmière a-t-elle le droit de servir de témoin pour un acte notarié établi à l'hôpital ?

Non, les témoignages implicitement destinés à établir la preuve d'un état de santé peuvent être assimilés à une violation du secret professionnel ; par ailleurs, le personnel ne doit pas intervenir dans la vie privée des patients.

Le notaire peut-il se rendre auprès d'un malade sans autorisation ?

Le directeur doit être avisé de toute visite au malade lorsque celui-ci ne semble pas être en état d'exprimer sa volonté.
Lorsque le malade est lucide, il a le droit de recevoir les visites qu'il désire, y compris celles de son notaire, sans que le directeur ait à intervenir.

Une infirmière peut-elle hériter de son patient ?

Non, pas plus que le médecin.
Selon le Code civil (art. 909), aucune donation ou disposition testamentaire ne peut profiter à un soignant ayant traité une personne pendant la maladie dont elle meurt, lorsque ces dispositions auront été faites en leur faveur pendant le cours de la maladie.
Deux exceptions sont prévues par la loi :
- les rémunérations faites à titre particulier, en tenant compte des facultés du malade au moment de la rémunération et des services rendus ;
- les dispositions universelles, en cas de parenté jusqu'au 4e degré inclus et à condition que le malade n'ait pas d'héritier en ligne directe, à moins que celui au profit duquel la disposition a été faite ne soit lui-même un héritier direct.

Les cas de fugue

Lorsqu'il s'agit d'un malade hospitalisé dans un service dit « actif » et que ce malade jouit de toutes ses facultés mentales, il s'agit d'une sortie ou d'une sortie de fait.

L'infirmière en avise immédiatement le médecin responsable et l'administration.

Si le médecin considère que le malade court un danger, il en avise l'administration, et des recherches peuvent être entreprises par les services de police ou de gendarmerie pour joindre le malade et le prévenir des risques qu'il court.

S'il s'agit d'une personne âgée ou désorientée, il convient, après quelques tentatives de recherches sans succès, de l'ordre d'une demi-heure, dans l'établissement, de prévenir l'administrateur de garde qui s'occupera de faire entreprendre des recherches à l'extérieur de l'établissement.

L'administrateur demande parfois à l'infirmière de prévenir elle-même les services de police, car elle est plus compétente pour décrire la personne recherchée.

La famille doit être prévenue aussitôt, d'autant plus que, très souvent, la personne est repartie chez elle. Il n'appartient pas à l'infirmière d'utiliser son véhicule personnel pour entreprendre ces recherches à l'extérieur de l'établissement.

Enfin, la responsabilité de l'infirmière pour défaut de surveillance peut être engagée si elle a connaissance du risque et qu'elle n'a pris aucune mesure pour y faire face.

Il est formellement interdit de fermer ou d'obstruer les issues de secours au motif que des patients risquent de fuguer.

Les soins aux incapables majeurs

Le terme d'« incapable majeur » désigne une personne majeure qui a besoin d'être aidée, assistée ou protégée dans certains actes de sa vie civile, par suite d'une altération de ses facultés physiques ou mentales.

Il existe trois mesures de protection du majeur selon la gravité de cette altération.

La sauvegarde de justice

Cette mesure est une mesure transitoire pendant laquelle le majeur conserve l'exercice de ses droits, mais qui permet l'annulation d'actes excessifs grâce à une procédure simplifiée.

Elle est souvent prise en attendant une mesure de tutelle ou de curatelle nécessitant des démarches assez longues.

La curatelle

Le majeur sous curatelle garde la gestion de ses biens mais doit se faire assister de son curateur. Il n'a plus la disposition de ses biens (il ne peut plus les vendre ou les hypothéquer seul).

Le consentement du curateur est requis si le majeur en curatelle désire se marier.

La tutelle

La tutelle concerne les majeurs qui ont besoin d'être représentés d'une manière continue dans tous les actes de la vie civile. Il s'agit d'une mesure de protection très contraignante pour celui qui en bénéficie. La tutelle prive de la gestion et de la disposition de ses biens. La tutelle et la curatelle peuvent cesser si les causes qui les ont déterminées cessent.

- Le consentement aux soins d'une personne sous tutelle

Le consentement de la personne sous tutelle doit être requis par le médecin dans tous les cas où cela est possible. Selon la loi du 4 mars 2002 (art. L. 1111-2 et suivants du CSP), les droits des majeurs sous tutelle sont exercés par le tuteur. Ceux-ci reçoivent l'information prévue. Les intéressés ont le droit de recevoir eux-mêmes une information et de participer à la prise de décision les concernant, d'une manière adaptée à leurs facultés de discernement. Le consentement du majeur sous tutelle doit être systématiquement recherché s'il est apte à exprimer sa volonté, la décision lui appartient. Dans le cas où le refus d'un traitement par la personne titulaire de l'autorité parentale ou par le tuteur risquerait d'entraîner des conséquences graves pour la santé du majeur sous tutelle, le médecin délivre les soins indispensables.

Mandat de protection future

Institué par la loi du 5 mars 2007, avec effet au 1er janvier 2009, le mandat de protection future organise par anticipation, pour celui ou celle qui est affaibli(e) par l'âge ou la maladie, une véritable protection juridique sur mesure de la personne ou celle de son enfant handicapé : la personne qui le souhaite (le mandant) désigne à l'avance la personne (le mandataire) qui sera chargée de gérer ses affaires le jour où elle ne pourra plus le faire elle-même. Le mandataire sera chargé de veiller sur la personne et/ou sur tout ou partie de son patrimoine, pour le jour où elle ne serait plus en état, physique ou mental, de le faire seule, c'est-à-dire en cas d'incapacité future (mandat pour soi) ou celui du mineur handicapé (mandat pour autrui) car le mandat peut aussi être établi pour autrui par des parents souhaitant organiser à l'avance la défense des intérêts de leur enfant souffrant de maladie ou de handicap.

Ce mandat peut, par ailleurs, être combiné avec les directives anticipées qui expriment la volonté de la personne sur les soins en fin de vie et le refus d'obstination déraisonnable. Cette nouvelle mesure est confiée aux notaires sous couvert du Juge des tutelles, en cas de problème. Pour la mise en place d'un tel mandat, un acte authentique est nécessaire afin d'assurer sa traçabilité, sa conservation et pour lui assurer une efficacité juridiquement incontestable.

Les soins aux prévenus et aux gardés à vue

Peut-on administrer de force des soins ?

Non.
Le fait que le patient soit gardé à vue ou prévenu ne change rien à sa qualité de patient face au médecin ou à l'infirmière.
En revanche, vous devez administrer le traitement et les soins si le patient ne peut exprimer sa volonté et qu'il est en péril, sinon il y aurait non-assistance à personne en danger.
Le procureur de la République doit être prévenu.

Que faire en cas d'évident mauvais traitement subi ?

L'IDE doit en avertir immédiatement le médecin et l'administrateur de garde. La décision lui appartient.
Selon l'article R. 4127-10 du CSP portant Code de déontologie médicale :
« Un médecin amené à examiner une personne privée de liberté ou à donner des soins ne peut, directement ou indirectement, serait-ce par sa seule présence, favoriser ou cautionner une atteinte à l'intégrité physique ou mentale de cette personne ou à sa dignité. S'il constate que cette personne a subi des sévices ou des mauvais traitements, il doit, sous réserve de l'accord de l'intéressé, en informer l'autorité judiciaire. »
Selon l'article R. 4312-7, lorsqu'une infirmière discerne dans l'exercice de sa profession qu'un mineur est victime de sévices, elle doit mettre en œuvre les moyens les plus adéquats pour le protéger, en n'hésitant pas, si cela est nécessaire, à alerter les autorités médicales ou administratives compétentes lorsqu'il s'agit d'un mineur de 15 ans.

Comment doit s'assurer la surveillance par la police du détenu ou du gardé à vue à l'hôpital ?

Il n'y a pas de règle parfaite et générale : il faut à la fois que la surveillance puisse être assurée dans la sécurité et que les soins puissent être administrés en respectant l'intimité du patient.
Dans de tels cas, l'admission ne peut se faire que « dans une chambre ou un local où un certain isolement est possible et où la surveillance par les services de police ou de gendarmerie peut être assurée sans entraîner de gêne pour l'exécution du service hospitalier ou pour les autres malades » (art. R. 1112-30 du CSP).
Il est donc évident que, concrètement, la dangerosité du détenu ou du gardé à vue, la gravité des blessures, l'importance des traitements qu'il a à subir entreront en ligne de compte.
En cas de difficultés, il ne faut pas hésiter à avertir le chef de service et l'administrateur de garde.

Certaines unités hospitalières sécurisées spécialisées dans les soins aux détenus sont aménagées à cet effet, en général dans les CHU.

Faut-il avertir de l'admission ou de la sortie d'un malade prévenu ?

L'admission d'un malade, quel qu'il soit, est prononcée par le directeur de l'établissement sur avis médical ; il convient de prévenir le directeur de cette admission.
La sortie, au sens administratif du terme, doit être signalée à l'administration de l'hôpital.

Faut-il prévenir l'administration pour un malade gardé à vue ?

La réponse est la même que pour le malade prévenu (*voir* ci-dessus).

Faut-il prévenir le directeur si la garde à vue se termine à l'hôpital ?

L'article R. 1112-33 du CSP précise :
« Les mesures de surveillance et de garde incombent exclusivement au personnel de police, de gendarmerie, des forces armées et s'exercent sous la responsabilité de l'autorité militaire ou de police. »
L'infirmière et/ou le médecin n'ont pas à s'ingérer dans le rôle de la police ni à la suppléer.
Le directeur de l'hôpital ou l'administrateur de garde doit être prévenu si un incident est à craindre ou se produit. Il appartient alors à l'administration de l'hôpital d'avertir, si besoin, les services de police ou le procureur de la République (art. R. 1112-32 du CSP et art. D. 280 du Code de procédure pénale).

Qui peut demander l'anonymat ?

1. Toute femme peut demander le secret de son identité. Cette demande fait l'objet d'une procédure spécifique (décret du 3 mai 2002), notamment d'une demande expresse de sa part. Une procédure est mise en place pour protéger le droit d'accès de l'enfant à ses origines personnelles. La volonté des père et mère est respectée.
2. Les toxicomanes se présentant spontanément peuvent, s'ils le demandent expressément, bénéficier de l'anonymat de leur admission à l'hôpital.
3. Le droit à confidentialité est différent du droit à l'anonymat : à l'exception des mineurs soumis à l'autorité parentale et sous réserve des dispositions de l'article L. 1111-5, les hospitalisés peuvent demander qu'aucune indication ne soit donnée sur leur présence dans l'établissement ou sur leur état de santé.
Ces règles s'ajoutent à celles du secret professionnel dont bénéficient tous les patients.

Qui délivre les autorisations d'opérer ou de soins ?

Actes usuels : l'accord d'un seul parent suffit ; actes aux risques graves ou fréquents : information et accord des deux parents.

- En cas de divorce ou de séparation des parents, celui qui a la garde de l'enfant ; cependant, le parent non gardien doit être prévenu.
- En cas de désaccord entre les parents, il est fait appel au juge des tutelles. Le parent non gardien conserve toujours un droit de surveillance.
- En cas d'urgence, le parent non gardien pendant l'exercice du droit de visite ou d'hébergement peut signer les autorisations.
- Lorsque l'enfant est en placement dans un service dépendant de l'Aide sociale à l'enfance, les parents donnent leur avis sur les décisions à prendre, excepté en cas de déchéance de l'autorité parentale.
- En cas de déchéance de l'autorité parentale, le tuteur légal délivre les autorisations nécessaires.

L'autorité parentale est exercée en commun par les deux parents s'ils sont mariés. Elle est également exercée en commun si les parents d'un enfant naturel, l'ayant tous deux reconnu avant qu'il ait atteint l'âge de un an, vivent en commun au moment de la reconnaissance concomitante ou de la seconde reconnaissance.

Lorsque la filiation d'un enfant naturel n'est établie qu'à l'égard d'un de ses deux parents, celui-ci exerce seul l'autorité parentale.

À l'égard des tiers de bonne foi, chacun des parents est réputé agir avec l'accord de l'autre, quand il fait seul un acte usuel de l'autorité parentale relative à la personne de l'enfant. Chaque établissement de santé doit établir des règles pour l'application de cette disposition.

Si les père et mère n'arrivaient pas à s'accorder sur ce qu'exige l'intérêt de l'enfant, et en cas de contestation, le parent le plus diligent pourra saisir le juge aux affaires familiales. Si la santé ou la sécurité d'un mineur sont en danger, des mesures peuvent être prises par la justice à la requête des père ou mère, du mineur, du procureur ou de toute personne représentant l'intérêt de l'enfant.

Lorsque l'enfant a été confié à un tiers, l'autorité parentale continue d'être exercée par les père et mère ; toutefois, la personne à qui l'enfant a été confié accomplit tous les actes usuels relatifs à sa surveillance et à son éducation.

Dans toute procédure le concernant, le mineur capable de discernement peut, sans préjudice des dispositions prévoyant son intervention ou son consentement, être entendu par le juge ou la personne désignée à cet effet (art. 388-1 du Code civil).

D'après l'article 371-2 du Code civil :
« Chacun des parents contribue à l'entretien et à l'éducation des enfants à proportion de ses ressources, de celles de l'autre parent, ainsi que des besoins de l'enfant.
Cette obligation ne cesse pas de plein droit lorsque l'enfant est majeur. »

Qui exerce l'autorité parentale et qui délivre les autorisations de soins ou d'opérer pour les enfants d'une mère mineure ?

Sauf disposition spéciale prise par le juge des enfants ou le tribunal, la mère de l'enfant exerce elle-même l'autorité parentale à partir du moment où elle a reconnu son enfant. Une mineure à partir de l'âge de 15 ans peut reconnaître son enfant.
L'article 371-2 du Code civil rappelle :
« L'autorité appartient aux père et mère pour protéger l'enfant dans sa sécurité, sa santé et sa moralité. Ils ont à son égard droit et devoir de garde, de surveillance et d'éducation. »
Aucun texte ne fait de distinction entre parent majeur ou mineur à l'égard de l'autorité parentale.

Un mineur peut-il s'opposer à ce que l'on informe ses parents des soins nécessaires ?

La loi du 4 mars 2002 dispose que le consentement du mineur doit être systématiquement recherché s'il est apte à exprimer sa volonté et à participer à la décision. Dans le cas où le refus d'un traitement par la personne titulaire de l'autorité parentale risque d'entraîner des conséquences graves pour la santé du mineur, le médecin délivre les soins indispensables.
Selon l'article L. 1111-5 du CSP, par dérogation à l'article 371-2 du Code civil, le médecin peut se dispenser d'obtenir le consentement du ou des titulaires de l'autorité parentale sur les décisions médicales à prendre lorsque le traitement ou l'intervention s'impose pour sauvegarder la santé d'une personne mineure, dans le cas où cette dernière s'opposerait expressément à la consultation du ou des titulaires de l'autorité parentale afin de garder le secret sur son état de santé. Toutefois, le médecin doit, dans un premier temps, s'efforcer d'obtenir le consentement du mineur à cette consultation. Dans le cas où le mineur maintiendrait son opposition, le médecin peut mettre en œuvre le traitement ou l'intervention. Dans ce cas, le mineur se fait accompagner d'une personne majeure de son choix.

Les cas d'urgence ou de péril

L'urgence commande.
Le médecin doit faire face au péril, même en cas d'avis contraire des parents.
Dans les cas où, sans urgence, les parents refusent les soins pour maladie ou blessure grave, le médecin ne peut forcer l'acte. Il peut toujours saisir le juge des enfants et lui demander de prendre une mesure d'assistance éducative ou de protection.

Dans le secteur public, l'article R. 1112-35 du CSP dispose que :
« Si, lors de l'admission d'un mineur, il apparaît que l'autorisation écrite d'opérer celui-ci et de pratiquer les actes liés à l'opération ne pourrait en cas de besoin être obtenue à bref délai de ses père, mère ou tuteur légal en raison de leur éloignement, ou pour toute autre cause, ceux-ci doivent, dès l'admission du mineur, signer une autorisation d'opérer et de pratiquer les actes liés à l'opération.
Dans le cas où les père, mère ou tuteur légal sont en mesure de donner une autorisation écrite à bref délai, celle-ci leur est demandée aussitôt qu'une intervention chirurgicale se révèle nécessaire.
En cas de refus de signer cette autorisation ou si le consentement du représentant légal du mineur ne peut être recueilli, il ne peut être procédé à aucune intervention chirurgicale hors les cas d'urgence.
Toutefois, lorsque la santé ou l'intégrité corporelle du mineur risquent d'être compromises par le refus du représentant légal du mineur ou l'impossibilité de recueillir le consentement de celui-ci, le médecin responsable du service peut saisir le ministère public afin de provoquer les mesures d'assistance éducative lui permettant de donner les soins qui s'imposent. »

Les conditions de sortie de l'hôpital

Faut-il vérifier l'identité de la personne qui vient chercher un enfant ?

Absolument, si cette personne n'est pas connue du service.
S'il ne s'agit pas des père ou mère, s'assurer auprès des parents que l'enfant peut sortir avec celui qui se présente. Assurer la traçabilité dans le dossier de soins de l'autorisation donnée par les parents pour une sortie de l'enfant avec une autre personne qu'un titulaire de l'autorité parentale : autorisation donnée par qui ? Pour qui ? À quelle date ? Et identité vérifiée de la personne qui assure cette sortie.

Peut-on laisser sortir un enfant avec un parent non gardien ?

Oui, si la sortie s'effectue un jour de visite de celui-ci. Le bureau des admissions doit normalement s'assurer des autorisations délivrées sur la garde des enfants.

Un enfant peut-il sortir avec une autre personne que ses parents, tuteur ou gardien légal ?

Oui, mais les parents, tuteur ou gardien doivent avoir donné leur accord préalablement.
Lorsque les soins sont délivrés par le médecin à une personne mineure sans autorisation parentale en vertu de l'article L. 1111-5 du CSP, c'est-à-dire pour garder le secret sur ses

soins et à la demande expresse de la personne mineure, c'est la personne majeure choisie par la personne mineure pour « l'accompagner » qui assure la sécurité de la mineure à sa sortie.

Un enfant d'âge scolaire amené par l'école peut-il sortir seul ?

Oui, s'il est en âge et en état de le faire, et à condition que les parents, tuteur ou gardien en aient été prévenus, aient donné leur accord, et que l'enfant n'encoure aucun danger prévisible.
Il faut en prévenir l'administration et garder une trace dans le dossier.

Que faire si des parents veulent retirer leur enfant de l'hôpital contre l'avis des médecins, mettant ainsi sa vie en danger ?

Il faut essayer de gagner du temps, prévenir l'administrateur de garde, qui lui-même se met en rapport avec le tribunal pour enfants.
Dans de tels cas, qui peuvent survenir au sein de familles marginales ou alcooliques, une ordonnance de déchéance provisoire d'autorité parentale peut être obtenue dans des délais très brefs (une heure ou deux). L'hôpital peut ainsi continuer de soigner l'enfant malgré l'opposition des parents.

Que faire en cas de mauvais traitements constatés à l'entrée à l'hôpital ?

Un enfant ayant subi de mauvais traitements entre à l'hôpital : l'infirmière a-t-elle le droit de prévenir une autorité si le médecin s'y oppose ?

Oui, mais elle en avise aussi son administration, s'il s'agit d'un enfant de moins de 15 ans.
Aucun supérieur hiérarchique ne pouvant faire obstacle à la loi, en cas de sévices ou de délaissement mettant en jeu la vie ou la sécurité d'un mineur de moins de 15 ans, l'infirmière peut toujours saisir une autorité administrative ou judiciaire conformément aux articles 223-3, 226-13, 226-14 et 434-3 du Code pénal et conformément à l'article 40 du Code de procédure pénale pour les fonctionnaires.
Elle doit aussi, en cas de sévices graves et certains, prévenir les services de la PMI, le juge des enfants ou le procureur de la République.
La loi du 2 juillet 1990 a ratifié la convention relative aux droits de l'enfant signée à New York, le 26 janvier 1990.

Que faire en cas de fugue de mineur ?

- Entreprendre des recherches dans l'établissement.
- Prévenir immédiatement la famille ou la personne responsable de l'enfant.
- Prévenir immédiatement l'administrateur de garde.

Faut-il prévenir les parents de l'admission d'un mineur, dans les cas suivants ?

En cas d'accouchement

Oui, sauf si la parturiente mineure demande le droit à l'anonymat et selon les dispositions de l'article R. 1112-28 du CSP, ou bien si le médecin a accepté de délivrer les soins et procéder à l'accouchement dans le cadre de l'article L. 1111-5, c'est-à-dire à la demande expresse de la mineure.

En cas de toxicomanie

Les toxicomanes qui se présentent spontanément dans un établissement hospitalier, afin d'y être traités, ont droit à l'anonymat (art. R. 1112-38 du CSP.)

En cas d'interruption de grossesse

IVG et état de minorité : l'article L. 2212-7 dispose que, si la femme est mineure non émancipée, le consentement de l'un des titulaires de l'autorité parentale ou, le cas échéant, du représentant légal est recueilli. Ce consentement est joint à la demande qu'elle présente au médecin en dehors de la présence de toute autre personne.
« Si la femme mineure non émancipée désire garder le secret, le médecin doit s'efforcer, dans l'intérêt de celle-ci, d'obtenir son consentement pour que le ou les titulaires de l'autorité parentale ou, le cas échéant, le représentant légal soient consultés, ou doit vérifier que cette démarche a été faite lors de l'entretien mentionné à l'article L. 2212-4. Si la mineure ne veut pas effectuer cette démarche ou si le consentement n'est pas obtenu, l'interruption volontaire de grossesse ainsi que les actes médicaux et les soins qui lui sont liés peuvent être pratiqués à la demande de l'intéressée, présentée dans les conditions prévues au premier alinéa. Dans ce cas, la mineure se fait accompagner dans sa démarche par la personne majeure de son choix.
Après l'intervention, une deuxième consultation, ayant notamment pour but une nouvelle information sur la contraception, est obligatoirement proposée aux mineures. »
Par ailleurs, une personne mineure peut s'opposer à ce que l'on informe ses parents des soins nécessaires puisque la loi du 4 mars 2002 dispose, par dérogation à l'article 371-2

du Code civil, que le médecin peut se dispenser d'obtenir le consentement du ou des titulaires de l'autorité parentale sur les décisions médicales à prendre lorsque le traitement ou l'intervention s'impose pour sauvegarder la santé d'une personne mineure, dans le cas où cette dernière s'opposerait expressément à la consultation du ou des titulaires de l'autorité parentale afin de garder le secret sur son état de santé. Toutefois, le médecin doit, dans un premier temps, s'efforcer d'obtenir le consentement du mineur à cette consultation. Dans le cas où le mineur maintiendrait son opposition, le médecin peut mettre en œuvre le traitement ou l'intervention. Dans ce cas, le mineur se fait accompagner d'une personne majeure de son choix.

Le consentement de l'intéressée est obligatoire. Toute interruption de grossesse pratiquée sans le consentement de l'intéressée est punie de cinq ans d'emprisonnement et de 75 000 euros d'amende. Cette disposition du nouveau Code pénal (art. 223-10) s'applique aux mineures comme aux majeures.

Rappelons que le complice d'une infraction est puni comme l'auteur principal. Une infirmière doit refuser et s'opposer à une IVG pratiquée, à la demande des parents, sur une personne mineure n'ayant pas donné son consentement.

Par principe, l'administration doit toujours prévenir les familles de l'entrée d'une mineure, sauf en cas de refus explicite et formel de celle-ci. Ce refus doit être notifié par écrit et porté au dossier de la mineure. La mineure doit être accompagnée d'une personne majeure de son choix.

L'autorisation des parents est-elle nécessaire pour procéder à un transfert de l'enfant dans un autre établissement ?

Oui, sauf en cas d'urgence et dans l'impossibilité de joindre le responsable de l'enfant.

Dans quels cas le consentement de la personne mineure elle-même est-il obligatoire ?

- L'interruption volontaire de grossesse (voir plus haut).
- Le prélèvement de sang en vue d'une transfusion :
  « Aucun prélèvement de sang ou de ses composants en vue d'une utilisation thérapeutique pour autrui ne peut avoir lieu sur une personne mineure ou sur une personne majeure faisant l'objet d'une mesure de protection légale.
  Toutefois, s'agissant des mineurs, un prélèvement peut être effectué à titre exceptionnel, lorsque des motifs tirés de l'urgence thérapeutique et de la compatibilité tissulaire l'exigent. Le prélèvement ne peut alors être opéré qu'à la condition que chacun des titulaires de l'autorité parentale y consente expressément par écrit. **Le**

refus de la personne mineure fait obstacle au prélèvement. Le fait de prélever ou de tenter de prélever du sang sur une personne mineure sans respecter les dispositions de l'article L. 1221-5 est puni de un à cinq ans d'emprisonnement et de 150 000 euros d'amende » (art. L. 1221-5 du CSP).

– Le prélèvement d'organe sur personne mineure vivante est interdit sauf, sous des conditions très strictes, le prélèvement de moelle osseuse :

« Par dérogation, un prélèvement de moelle osseuse peut être effectué sur un mineur au bénéfice de son frère ou sa sœur. Ce prélèvement ne peut être pratiqué que sous réserve du consentement de chacun des titulaires de l'autorité parentale ou du représentant légal. Le consentement est exprimé devant le président du tribunal de grande instance ou le magistrat désigné par lui. En cas d'urgence, le consentement est recueilli par tout moyen par le procureur de la République. Un comité d'experts donne l'autorisation.

Le refus du mineur fait obstacle au prélèvement.

Le non-respect de ces dispositions est puni de cinq ans d'emprisonnement et de 75 000 euros d'amende » (art. L. 1272-4).

– Prélèvement sur personne majeure vivante sous tutelle :

« En l'absence d'autre solution thérapeutique, un prélèvement de cellules hématopoïétiques issues de la moelle osseuse peut être fait sur une personne vivante majeure sous tutelle, curatelle ou sauvegarde de justice au bénéfice de son frère ou de sa sœur. Si la personne protégée fait l'objet d'une mesure de tutelle, ce prélèvement est subordonné à une décision du juge des tutelles compétent qui se prononce après avoir recueilli l'avis de la personne concernée lorsque cela est possible, du tuteur et du comité d'experts.

Si la personne protégée fait l'objet d'une mesure de curatelle ou de sauvegarde de justice et si le juge des tutelles compétent estime, après l'avoir entendue, que la personne protégée a la faculté de consentir au prélèvement, celui-ci est subordonné à une autorisation du comité d'experts, après recueil du consentement de l'intéressé dans des conditions spéciales.

Hors les cas où la personne protégée a la faculté de consentir au prélèvement, celui-ci ne peut être pratiqué que dans les conditions suivantes :

• Absence d'autre solution thérapeutique ;

• À titre exceptionnel, le prélèvement peut être effectué sur une personne protégée au bénéfice de son cousin germain ou de sa cousine germaine, de son oncle ou de sa tante, de son neveu ou de sa nièce ;

• Toutefois, seules peuvent faire l'objet d'un prélèvement les personnes protégées qui font l'objet d'une mesure de curatelle ou de sauvegarde de justice et qui ont été reconnues comme ayant la faculté de consentir au prélèvement par le juge des tutelles compétent après avoir été entendues par celui-ci ;

• Le consentement est recueilli et l'autorisation de prélèvement est délivrée par le comité d'experts dans les conditions prévues au troisième alinéa ;

• Avant de formuler l'avis mentionné au deuxième alinéa ou de délivrer les autorisations prévues aux troisième et quatrième alinéas, le comité d'experts s'assure que tous les moyens ont été mis en œuvre pour trouver un donneur majeur compatible pour le receveur ;
• Le refus de la personne protégée fait obstacle au prélèvement. »

18 LES MALADES EN PSYCHIATRIE

Quelles sont les modalités d'admission en psychiatrie ?

Les modalités d'admission en psychiatrie ont été modifiées par la loi sur les soins sans consentement en psychiatrie du 5 juillet 2011.

Désormais il existe une période d'observation de 72 heures avant une hospitalisation ou un suivi ambulatoire sans consentement.

Les appellations d'hospitalisation à la demande d'un tiers (HDT) et d'hospitalisation d'office (HO) seront remplacées par **soins psychiatriques à la demande d'un tiers**, **soins psychiatriques en cas de péril imminent** et **soins psychiatriques sur décision du représentant de l'État**.

- **Les soins sans consentement** : ils commencent par une période « d'observation et de soins » d'un maximum de 72 heures, préalable à l'entrée en soins sans consentement.

Cette période se déroule sous la forme d'une hospitalisation complète dans un établissement hospitalier. Tout ou partie de la période d'observation et de soins peut être effectuée dans d'autres services que les services de psychiatrie, notamment les services d'accueil des urgences mais un transfert vers un hôpital psychiatrique habilité à recevoir les hospitalisations sans consentement est prévu sous 48 heures.

- **Les soins psychiatriques à la demande d'un tiers** : ils sont demandés sur la base de deux certificats médicaux circonstanciés (dont un obligatoirement par un médecin n'exerçant pas dans l'établissement) ou un seul certificat en cas de « risque grave d'atteinte à l'intégrité du malade ».

Attention : le tiers est « un membre de la famille du malade », ou « une personne justifiant de l'existence de relations avec le malade antérieures à la demande de soins et lui donnant qualité pour agir dans l'intérêt de celui-ci », le tuteur ou le curateur. Le tiers ne saurait être l'infirmière des urgences ou de garde sauf si elle connaissait déjà personnellement ce patient.

- **Les soins psychiatriques en cas de péril imminent** : ils concernent les situations en absence de tiers et au vu d'un seul certificat médical pouvant émaner d'un médecin de l'établissement de soins. Le certificat doit constater « l'état mental de la personne malade », indiquer *« les caractéristiques de sa maladie et la nécessité de recevoir des soins »*. L'admission est alors prononcée par le directeur de l'établissement.
- **Les soins psychiatriques sur décision du représentant de l'État** (préfet ou préfet de police à Paris) : ils sont décidés par arrêté du préfet au vu d'un certificat médical circonstancié pour les personnes *« dont les troubles mentaux nécessitent des soins et compromettent la sûreté des personnes ou portent atteinte de façon grave à l'ordre public »*.

La procédure d'urgence peut être actionnée par le maire ou, à Paris, un commissaire de police, *« en cas de danger imminent pour la sûreté des personnes attesté par un simple avis médical » ou par « la notoriété publique »*. Elle est confirmée dans les 24 heures selon la procédure ordinaire.

- **Les certificats :**

– certificat des 24 heures : un « examen somatique complet » est pratiqué dans les 24 heures. Un nouveau certificat médical d'un psychiatre devra attester de la nécessité ou non de poursuivre les soins ;
– certificat des 72 heures : avant l'expiration des 72 heures, un deuxième certificat confirme ou non la nécessité de maintenir les soins psychiatriques.

Les soins sans consentement sont donnés soit « sous la forme d'une hospitalisation complète » dans un établissement habilité, soit « sous une autre forme de soins ambulatoires, pouvant comporter des soins à domicile » et le cas échéant, « des séjours » en établissement psychiatrique.

Le suivi ambulatoire est alors sous la responsabilité de l'hôpital, et se substitue à la sortie d'essai.

Le suivi est organisé avec un programme de soins établi par le psychiatre de l'établissement, en définissant les types de soins, les lieux de leur réalisation et leur périodicité. Ce programme ne peut être modifié que par un psychiatre qui participe à la prise en charge du patient pour tenir compte de l'évolution de son état. L'avis du patient est recueilli.

– un certificat des 8 jours : il est établi avant le huitième jour, et avant le premier mois puis tous les mois, un certificat doit confirmer ou non les soins sans consentement.

Les certificats sont plus espacés en cas de soins à la demande du préfet (à trois puis tous les six mois). Au-delà d'un an, un examen approfondi a lieu par un collège pluridisciplinaire.

À tout moment, le passage d'une formule à l'autre ou la levée pourra être proposé par le psychiatre.

Attention, en cas de soins psychiatriques sur décision du préfet, le préfet donne son avis sur le passage d'une hospitalisation à un suivi ambulatoire ou sur la levée de la mesure.

Le préfet peut s'opposer à la levée de la mesure demandée par un psychiatre : une demande de deuxième avis médical et la saisine du juge des libertés et de la détention (JLD).

Si le deuxième avis médical demande aussi la levée, le préfet devra obtempérer.

Une procédure spécifique est prévue pour les patients ayant des antécédents d'hospitalisation sans consentement après une déclaration d'irresponsabilité pénale ou en unité pour malades difficiles (UMD).

La responsabilité des infirmières

Une infirmière en établissement de santé peut-elle signer une demande de soins en psychiatrie sans consentement en vue d'un transfert vers un établissement de santé mentale ?

Non, sauf si elle connaît personnellement le patient.

Que faire en cas d'agression du personnel par un malade ?

Se protéger et, si besoin, se défendre avec des moyens « adaptés » au type d'agression. Prévenir l'administration et déclarer l'agression. L'administration est tenue de protéger les agents de son service (art. 11, loi du 13 juillet 1983).

Que faire en cas de fugue d'un malade mental ?

Une infirmière n'est responsable en cas de fugue que dans la mesure où elle a elle-même commis une faute ayant facilité la fugue, par exemple oublié de refermer à clé une porte habituellement fermée, ou laissé ouvert un service dit « fermé ».

Lorsque l'évasion du malade est constatée, l'infirmière en avise immédiatement le directeur ou l'administrateur de garde, le médecin et la famille.

Si le malade est en hospitalisation libre, il est normalement considéré comme sorti contre avis médical.

S'il a été hospitalisé sur demande d'un tiers ou d'office, le directeur doit en aviser aussitôt le préfet. Selon l'avis médical sur la dangerosité du malade, des recherches seront demandées aux autorités de police et judiciaires.

Une infirmière peut-elle participer aux recherches à l'intérieur et à l'extérieur de l'établissement ?

Une infirmière, comme tout agent de l'établissement, peut participer aux recherches dans l'enceinte de l'établissement.

Elle peut aller chercher à l'extérieur, à pied, un malade à proximité immédiate de l'hôpital.

Elle ne doit pas utiliser son véhicule personnel, excepté si elle dispose d'une assurance prévoyant l'utilisation de son véhicule pour les besoins du service.

Peut-on opérer un malade de psychiatrie sans son consentement ?

Non, excepté si l'état du malade est urgent et si le malade est dans l'impossibilité d'exprimer sa volonté. Le procureur en est alors prévenu.

Ni le curateur, ni le tuteur, ni aucun représentant légal, sauf en cas de minorité, ne peut se substituer au malade en matière de décision touchant l'intégrité corporelle.

Une dérogation à ce principe risquerait d'entraîner des abus à seule fin de s'approprier les biens d'un incapable majeur.

Les infirmières doivent prévenir leur administration des abus qui pourraient porter atteinte aux droits des malades.

Qui donne le consentement aux soins lorsque le malade est incapable majeur (tutelle ou curatelle) ?

Le malade lui-même, s'il est en état de donner un consentement éclairé.
La loi du 4 mars 2002 précise :
« Le consentement de la personne sous tutelle doit être requis par le médecin dans tous les cas où cela est possible. Selon la loi du 4 mars 2002 (art. L. 1111-2 et suivants du CSP), les droits des majeurs sous tutelle sont exercés par le tuteur. Ceux-ci reçoivent l'information prévue. Les intéressés ont le droit de recevoir eux-mêmes une information et de participer à la prise de décision les concernant, d'une manière adaptée à leurs facultés de discernement. Le consentement du majeur sous tutelle doit être systématiquement recherché s'il est apte à exprimer sa volonté et à participer à la décision. Dans le cas où le refus d'un traitement par le tuteur risque d'entraîner des conséquences graves pour la santé du majeur sous tutelle, le médecin délivre les soins indispensables. »
Bien qu'il soit de pratique courante de requérir le consentement du tuteur ou du curateur, ceux-ci n'ont pas le pouvoir de se substituer à la volonté du patient. Les tutelles et les curatelles sont des mesures de protection du patrimoine, heureusement sans effet sur l'intégrité physique des personnes incapables.
Le prélèvement de sang sur un majeur protégé, en vue de transfusion pour autrui, est interdit, de même qu'aucun prélèvement de tissus, de cellules ou la collecte de produits du corps humain ne peut avoir lieu sur un incapable majeur vivant.
Le non-respect de cette règle est puni de peines sévères, 7 ans d'emprisonnement et 105 000 euros d'amende.
Dans certains cas, la loi a prévu de requérir le consentement du représentant légal d'un majeur incapable :
- les essais thérapeutiques ;
- le consentement exprès par écrit pour un prélèvement sur une personne décédée en vue d'une utilisation thérapeutique ;
- l'information du représentant légal pour un prélèvement sur une personne décédée en vue de rechercher les causes du décès.

Le prélèvement sur majeur protégé décédé avec finalité scientifique, n'ayant fait l'objet d'aucune disposition, ne semble pas possible (loi du 29 juillet 1994).

Quels sont les critères permettant de constater la mort ?

Il existe une réglementation qui définit les règles nécessaires à l'établissement de la preuve de la mort en matière d'autopsie ou de prélèvement d'organe.

« Constat de la mort préalable au prélèvement d'organes à des fins thérapeutiques ou scientifiques.

« Art. R. 671-7-1. – Si la personne présente un arrêt cardiaque et respiratoire persistant, le constat de la mort ne peut être établi que si les trois critères cliniques suivants sont simultanément présents :

1. absence totale de conscience et d'activité motrice spontanée ;
2. abolition de tous les réflexes du tronc cérébral ;
3. absence totale de ventilation spontanée. »

« Art. R. 671-7-2. – Si la personne, dont le décès est constaté cliniquement, est assistée par ventilation mécanique et conserve une fonction hémodynamique, l'absence de ventilation spontanée est vérifiée par une épreuve d'hypercapnie.

De plus, en complément des trois critères cliniques mentionnés à l'article R. 671-7-1, il doit être recouru pour attester du caractère irréversible de la destruction encéphalique :

1° Soit à deux électroencéphalogrammes nuls et aréactifs effectués à un intervalle minimal de quatre heures, réalisés avec amplification maximale sur une durée d'enregistrement de trente minutes et dont le résultat doit être immédiatement consigné par le médecin qui en fait l'interprétation ;

2° Soit à une angiographie objectivant l'arrêt de la circulation encéphalique et dont le résultat doit être immédiatement consigné par le radiologue qui en fait l'interprétation. »

« Art. R. 671-7-3. – I – Le procès-verbal du constat de la mort, mentionné à l'article L. 671-7, est établi sur un document dont le modèle est fixé par arrêté du ministre chargé de la Santé.

II. – Lorsque le constat de la mort est établi pour une personne présentant un arrêt cardiaque et respiratoire persistant, le procès-verbal indique les résultats des constatations cliniques ainsi que la date et l'heure de ce constat. Ce procès-verbal est établi et signé par un médecin répondant à la condition mentionnée à l'article L. 671-10.

III. – Lorsque le constat de la mort est établi pour une personne assistée par ventilation mécanique et conservant une fonction hémodynamique, le procès-verbal de constat de la mort indique les résultats des constatations cliniques concordantes de deux médecins répondant à la condition mentionnée à l'article L. 671-10. Il mentionne, en outre, le résultat des examens définis au 1° ou au 2° de l'article R. 671-7-2, ainsi que la date et l'heure de ce constat. Ce procès-verbal est signé par les deux médecins susmentionnés.

IV. – Le procès-verbal du constat de la mort doit être signé concomitamment au certificat de décès prévu par arrêté du ministre chargé de la Santé. »

« Art. R. 671-7-4. – Le ou les médecins signataires du procès-verbal du constat de la mort en conservent un exemplaire. Un exemplaire est remis au directeur de l'établissement de santé dans lequel le constat de la mort a été établi. L'original est conservé dans le dossier médical de la personne décédée. »

L'accord de la famille est-il nécessaire pour une autopsie ?

Oui, sauf s'il s'agit d'une autopsie médico-légale.
« Aucun prélèvement à des fins scientifiques autres que celles ayant pour but de rechercher les causes du décès ne peut être effectué sans le consentement du défunt exprimé directement ou par le témoignage de sa famille. »
La famille est informée des prélèvements effectués en vue de rechercher les causes du décès (art. L. 1232-3 du CSP, loi du 29 juillet 1994).

Quelles sont les conditions à respecter pour le transport des corps sans mise en bière ?

Un transport de corps peut s'effectuer sans mise en bière à condition de respecter ces trois règles (décret du 18 mai 1976) :
1. Effectuer le transport dans un délai inférieur à dix-huit heures entre l'heure du décès et celle de l'arrivée. S'il n'est pas possible de respecter ce délai, il faut faire procéder à des soins de conservation.
2. Transporter le corps à moins de 200 kilomètres du lieu de décès. Si la distance est supérieure, il est nécessaire de faire procéder à des soins de conservation.
3. Avoir une autorisation du maire de la commune du lieu de décès.
Les personnes autorisées à demander le transport d'un corps sont les personnes habilitées à faire procéder aux funérailles.
Les corps ne peuvent pas être transportés sans bière si :
1. La cause du décès n'est pas la mort naturelle et si les autorités judiciaires peuvent avoir à intervenir.
2. La cause du décès est une maladie infectieuse contagieuse.
3. L'état du corps ne le permet pas.

Pour la déclaration de décès, une infirmière peut-elle établir le constat ?

Non, le constat de décès est un acte exclusivement médical. Le décès doit être constaté par le médecin en personne.
Le corps de la personne décédée ne peut être déposé en chambre mortuaire qu'après constat du décès par un médecin.

Qui établit le constat ?

« L'autorisation d'inhumer n'est accordée par le maire que sur production du certificat de décès établi et signé par le médecin. »
Seul un médecin est habilité à établir un certificat de décès qui sera transmis aux autorités administratives (art. L. 2223-43 du Code général des collectivités territoriales).
Dans le cas de signes ou d'indices de mort violente ou suspecte d'un hospitalisé, le directeur, prévenu par le médecin chef du service, avise l'autorité judiciaire.
S'il s'agit de procéder à un prélèvement d'organes, le décès doit être constaté par deux médecins répondant aux conditions fixées par le CSP (art. L. 1232-4).

Que faire en cas de décès ?

1. Prévenir le médecin ou l'interne du service. Faire constater le décès.
2. Prévenir la famille si elle n'est pas présente. Lui demander ses intentions en matière de transport du corps.
3. S'informer de la religion du malade avant de procéder à la toilette mortuaire (les musulmans s'y opposent fréquemment).
4. Procéder à la toilette mortuaire, sauf s'il s'agit d'une mort accidentelle et s'il risque d'y avoir une autopsie ou une intervention judiciaire.
5. Faire mentionner le décès à l'administration sur le registre spécial.

L'administration déclare le décès à la mairie dans les vingt-quatre heures qui suivent la constatation (art. 80 du Code civil).
En cas de décès des suites d'une maladie à déclaration obligatoire, les causes du décès font l'objet d'une déclaration obligatoire à l'autorité administrative sanitaire. Dans ce cas, la désinfection terminale des locaux où le malade a séjourné est obligatoire elle aussi.

Quel est le délai nécessaire à respecter pour conduire un corps en chambre mortuaire après le décès ?

Le délai d'usage dans les hôpitaux est de deux heures à partir de l'heure où le décès a été constaté.
Si le médecin ou l'interne ne veulent pas se déplacer pour constater le décès, il n'est légalement pas possible de déposer le corps en chambre mortuaire.
L'inhumation ne peut intervenir, en principe, avant vingt-quatre heures et après six jours suivant le décès constaté (Code des communes, art. R. 361-13).

Existe-t-il des dispositions spéciales pour un malade décédé du sida ?

1. Le décès d'un malade porteur d'une infection par VIH fait l'objet d'une déclaration anonyme à la DDASS (loi n° 86-770 du 10 juin 1986).
2. Le corps d'une personne décédée du sida est placé dans un cercueil simple immédiatement après le décès (arrêté du 15 décembre 1985).

Une infirmière peut-elle faire conduire un corps en chambre mortuaire sans que le décès ait été constaté par un médecin ?

Non, le corps doit rester dans le service jusqu'à ce qu'un médecin ait lui-même constaté le décès. Le nom du médecin qui constate le décès doit être inscrit dans le dossier de la personne décédée ainsi que l'heure de ce constat.

Le décès sur table en salle d'opération

Si le décès intervient sur table et s'il s'agit, au sens de la loi, d'un décès dont la cause est inconnue ou suspecte, il est nécessaire d'en aviser le procureur de la République (art. 74 du Code de procédure pénale et 81 du Code civil).
En ce cas, le corps ne peut être déplacé et sorti du bloc sans l'autorisation du procureur.

PARTIE VII

Le secret

20 LE SECRET PROFESSIONNEL

La révélation d'une information à caractère secret par une personne qui en est dépositaire soit par état ou profession, soit en raison d'une fonction ou d'une mission temporaire est interdite.
Le secret médical s'impose aux infirmières comme aux médecins.

Quelles sont les caractéristiques du secret professionnel ?

Le secret est général

Selon l'article L. 1110-4 du CSP :
« Excepté dans les cas de dérogation expressément prévus par la loi, ce secret couvre l'ensemble des informations concernant la personne venues à la connaissance du professionnel de santé, de tout membre du personnel de ces établissements ou organismes et de toute autre personne en relation, de par ses activités, avec ces établissements ou organismes. Il s'impose à tout professionnel de santé, ainsi qu'à tous les professionnels intervenant dans le système de santé.
Deux ou plusieurs professionnels de santé peuvent toutefois, sauf opposition de la personne dûment avertie, échanger des informations relatives à une même personne prise en charge, afin d'assurer la continuité des soins ou de déterminer la meilleure prise en charge sanitaire possible. Lorsque la personne est prise en charge par une équipe de soins dans un établissement de santé, les informations la concernant sont réputées confiées par le malade à l'ensemble de l'équipe. »
Il concerne tout ce qui a été écrit, dit, lu, vu, entendu, constaté ou compris sur le patient, les symptômes, les diagnostics, les traitements de sa blessure ou de sa maladie mais aussi ses caractéristiques physiques, psychiques, ses croyances religieuses et politiques, son intimité et sa vie privée.

C'est un secret

C'est-à-dire qu'aucun de ces éléments ne peut être ni ne doit être divulgué par le médecin, l'infirmière ou toute personne qui en est dépositaire soit par état ou profession, soit en raison d'une fonction ou d'une mission temporaire, auprès d'autres personnes, sous quelque prétexte que ce soit.

Ce secret est absolu pour tous les documents et tout ce qui est écrit

Article L. 1110-4 du CSP

« Toute personne prise en charge par un professionnel, un établissement, un réseau de santé ou tout autre organisme participant à la prévention et aux soins a droit au respect de sa vie privée et du secret des informations la concernant.

Excepté dans les cas de dérogation, expressément prévus par la loi, ce secret couvre l'ensemble des informations concernant la personne venues à la connaissance du professionnel de santé, de tout membre du personnel de ces établissements ou organismes et de toute autre personne en relation, de par ses activités, avec ces établissements ou organismes. Il s'impose à tout professionnel de santé, ainsi qu'à tous les professionnels intervenant dans le système de santé.

Deux ou plusieurs professionnels de santé peuvent toutefois, sauf opposition de la personne dûment avertie, échanger des informations relatives à une même personne prise en charge, afin d'assurer la continuité des soins ou de déterminer la meilleure prise en charge sanitaire possible. Lorsque la personne est prise en charge par une équipe de soins dans un établissement de santé, les informations la concernant sont réputées confiées par le malade à l'ensemble de l'équipe. »

Article L. 1111-7 du CSP

« Toute personne a accès à l'ensemble des informations concernant sa santé détenues par des professionnels et établissements de santé, qui sont formalisées et ont contribué à l'élaboration et au suivi du diagnostic et du traitement ou d'une action de prévention, ou ont fait l'objet d'échanges écrits entre professionnels de santé, notamment des résultats d'examen, comptes rendus de consultation, d'intervention, d'exploration ou d'hospitalisation, des protocoles et prescriptions thérapeutiques mis en œuvre, feuilles de surveillance, correspondances entre professionnels de santé, à l'exception des informations mentionnant qu'elles ont été recueillies auprès de tiers n'intervenant pas dans la prise en charge thérapeutique ou concernant un tel tiers.

Elle peut accéder à ces informations directement ou par l'intermédiaire d'un médecin qu'elle désigne et en obtenir communication, dans des conditions définies par voie réglementaire au plus tard dans les huit jours suivant sa demande et au plus tôt après qu'un délai de réflexion de quarante-huit heures aura été observé. Ce délai est porté à deux mois lorsque les informations médicales datent de plus de cinq ans ou lorsque la commission départementale des hospitalisations psychiatriques est saisie en application du quatrième alinéa.

La présence d'une tierce personne lors de la consultation de certaines informations peut être recommandée par le médecin les ayant établies ou en étant dépositaire, pour des motifs tenant aux risques que leur connaissance sans accompagnement ferait courir à la personne concernée. Le refus de cette dernière ne fait pas obstacle à la communication de ces informations. »

Oralement, le secret est « relatif »

Cela ne signifie pas du tout que l'on peut dire n'importe quoi à n'importe qui.
Vis-à-vis des tiers, le secret est toujours absolu : on ne peut rien dire excepté dans les cas où la personne de confiance désignée par le patient doit être consultée par le médecin du patient.
En revanche, le médecin doit tenir oralement informé le patient, et dans certains cas sa famille, de l'état de sa maladie. Sauf opposition exprimée par le patient, le cadre de santé et/ou l'infirmière donne des informations courantes sur le séjour du patient (art. R. 1112-45 du CSP) *(voir Partie VIII : Le dossier de soins)*.

La violation du secret médical est un délit

Article 226-13 du Code pénal :
« La révélation d'une information à caractère secret par une personne qui en est dépositaire soit par état ou profession, soit en raison d'une fonction ou d'une mission temporaire, est punie d'un an d'emprisonnement et de 15 000 euros d'amende. »
Les poursuites sont rares mais, quand elles ont lieu, les condamnations sont fréquentes.

Les infirmières et le secret

L'article L. 4314-3 du CSP rappelle :
« Les infirmières ou infirmiers et les élèves se préparant à l'exercice de la profession sont tenus au secret professionnel dans les conditions et sous les réserves énoncées à l'article 226-13 du Code pénal. »

La violation du secret est aussi une faute disciplinaire

La violation du secret professionnel par une infirmière est également une faute disciplinaire professionnelle ou statutaire.

La violation du secret par une infirmière est une faute professionnelle en regard de ses règles professionnelles

Le décret 93-221 du 16 février 1993 portant les règles professionnelles infirmières dispose :
Art. R. 4312-4 du CSP. « Le secret professionnel s'impose à tout infirmier et infirmière et à tout étudiant infirmier dans les conditions établies par la loi.
Le secret couvre non seulement ce qui lui a été confié, mais aussi ce qu'il a vu, lu, entendu, constaté ou compris.
L'infirmier ou l'infirmière instruit ses collaborateurs de leurs obligations en matière de secret professionnel et veille à ce qu'ils s'y conforment. »

Art. R. 4312-5 du CSP. « L'infirmier ou l'infirmière doit, sur le lieu de son exercice, veiller à préserver autant qu'il lui est possible la confidentialité des soins dispensés. »
Art. R. 4312-28 du CSP. « [...] L'infirmier ou l'infirmière, quel que soit son mode d'exercice, doit veiller à la protection contre toute indiscrétion de ses fiches de soins et des documents qu'il peut détenir concernant les patients qu'il prend en charge. Lorsqu'il a recours à des procédés informatiques, quel que soit le moyen de stockage des données, il doit prendre toutes les mesures qui sont de son ressort pour en assurer la protection, notamment au regard des règles du secret professionnel. »
La violation du secret peut être sanctionnée, à la demande de la personne qui en est victime mais aussi à la demande du médecin.
Le fait d'obtenir ou de tenter d'obtenir la communication d'informations à caractère médical en violation des règles du secret professionnel est puni d'un an d'emprisonnement et de 15 000 euros d'amende.

La violation du secret est une faute disciplinaire statutaire

Les fonctionnaires sont tenus aux règles du secret professionnel instituées par la loi.
En outre, « les fonctionnaires doivent faire preuve de discrétion professionnelle pour tous les faits, informations ou documents dont ils ont connaissance dans l'exercice de leurs fonctions » (art. 26, loi du 13 juillet 1983, Statut des fonctionnaires).

Les exceptions à l'article 226-13 : le droit de dénoncer

La loi pénale prévoit qu'il n'y a pas de violation de secret dans les cas où la loi impose ou autorise la révélation du secret, et en particulier dans les cas suivants :

- *lorsque l'on informe les autorités judiciaires administratives ou médicales de sévices ou privations* infligés à un mineur de moins de quinze ans ou à une personne qui n'est pas en mesure de se protéger en raison de son âge ou de son état physique ou psychique (art. 226-14) ;
- *lorsque le médecin qui, avec l'accord de la victime, porte à la connaissance du procureur de la République* les sévices qu'il a constatés dans l'exercice de sa profession et qui lui permettent de présumer que des violences sexuelles de toute nature ont été commises (art. 226-14) ;
- lorsqu'une personne tenue au secret apprend ou a connaissance que sont pratiqués des avortements dans des conditions contraires à la loi de 1975.
  Là encore, chaque personne tenue au secret, et par exemple une infirmière, a le choix en conscience de se taire ou de dénoncer. Nul ne peut lui reprocher le choix fait ;
- lorsque les nécessités de porter assistance à une personne en péril l'exigent ;
- lorsqu'un professionnel informe le préfet (et, à Paris, le préfet de police) du caractère dangereux pour elles-mêmes ou pour autrui des personnes qui les consultent et dont ils savent qu'elles détiennent une arme ou qu'elles ont manifesté leur intention d'en acquérir une (art. 226-14 alinéa 3 du Code pénal).

Les constats ou « certificats »

Les constats sont une autre exception prévue par la loi. Seuls les médecins peuvent délivrer un « certificat » ou constat médical.
En aucun cas une infirmière ne peut le faire.
Les médecins ne peuvent le faire que dans les cas prévus par la loi (art. R. 4127 du CSP), généralement pour une preuve en justice et sur commission rogatoire du juge d'instruction, ou lorsqu'ils sont requis légalement ou pour les nécessités de prise en charge des accidents du travail.
Sauf en cas de demande du juge d'instruction ou sur commission rogatoire. Le certificat médical doit toujours être remis au patient lui-même, qui le remettra aux personnes auxquelles il estime devoir le faire.
Un certificat n'est jamais remis à un représentant d'une caisse d'assurance ou d'une banque (pour assurance-vie par exemple) et, en tout état de cause, il ne doit pas révéler le diagnostic.

Pourquoi le secret médical ?

Le secret médical est destiné à protéger la vie privée et l'intimité de l'individu.
Il est aussi une nécessité de santé publique : si le malade ne croyait pas au secret médical, il est des circonstances dans lesquelles il se laisserait périr sans soins.
La plus grande vigilance est à observer pour la protection du secret dans toutes les circonstances.
Les patients les plus vulnérables sont les patients atteints de maladies mentales, les patients atteints du VIH ou les patientes en service de maternité.
Lorsque le service d'urgences reçoit un blessé par balle ou arme blanche, il ne doit en aucun cas le dénoncer. Il doit simplement conserver la balle et la remettre à l'administration (en aucun cas elle ne doit disparaître).

Le patient peut-il délier le médecin ou l'infirmière du secret ?

Non, si ce n'est pas prévu par la loi.
Même s'il le demande, même s'il pense que c'est son intérêt (Cassation, chambre criminelle, 8 mai 1947).

21 LES PROBLÈMES POSÉS PAR LE SECRET

Que dire à la famille ?

Le secret doit être opposé à une famille trop curieuse. La famille n'a accès au dossier que dans les conditions fixées par la loi du 4 mars 2002 et le décret du 29 avril 2002.

Elle a droit à des informations orales, dans certaines limites, et seulement de la part du médecin, à la condition que le malade ne s'y oppose pas. C'est le médecin qui apprécie alors ce qu'il faut lui dire.

L'article R. 4127-35 du CSP précise :

« Un pronostic fatal ne doit être révélé qu'avec circonspection mais les proches doivent en être prévenus, sauf exception ou si le malade a préalablement interdit cette révélation ou désigné les tiers auxquels elle doit être faite. »

L'information de la contamination d'un adolescent par le virus VIH ne peut être donnée aux parents qu'avec accord du mineur et avec une grande circonspection afin de prévenir certains drames familiaux tels que l'exclusion du mineur par sa famille.

Faut-il tout dire au malade ?

Ici encore, c'est au médecin d'apprécier.

L'article R. 4127-35 du CSP énonce également :

« Toutefois dans l'intérêt du malade et pour des raisons légitimes que le médecin apprécie en conscience, un malade peut être tenu dans l'ignorance d'un diagnostic ou d'un pronostic grave, sauf dans les cas où l'affection dont il est atteint expose les tiers à un risque de contamination. »

De grandes précautions sont à prendre dès qu'il s'agit d'annoncer un pronostic grave ; en particulier, l'annonce du résultat d'une maladie connue comme mortelle telle que la séropositivité VIH doit être faite par le médecin traitant et non par la remise directe du résultat par le laboratoire, sans aucune précaution psychologique.

La volonté d'une personne d'être tenue dans l'ignorance d'un diagnostic ou d'un pronostic doit être respectée, sauf lorsque des tiers sont exposés à un risque de transmission.

Article L. 1111-7 du CSP :

« Toute personne a accès à l'ensemble des informations concernant sa santé détenues par des professionnels et établissements de santé, qui sont formalisées et ont contribué à l'élaboration et au suivi du diagnostic et du traitement ou d'une action de prévention, ou ont fait l'objet d'échanges écrits entre professionnels de santé, notamment des résultats d'examen, comptes rendus de consultation, d'intervention, d'exploration ou d'hospitalisation, des protocoles et prescriptions thérapeutiques mis en œuvre, feuilles de surveillance, correspondances entre professionnels de santé, à l'exception des informations mentionnant qu'elles ont été recueillies auprès de tiers n'intervenant pas dans la prise en charge thérapeutique ou concernant un tel tiers. Les modalités d'accès au dossier sont établies par le décret n° 2002-637 du 29 avril 2002 *(voir annexe 8)*. »

Les praticiens des établissements assurent l'information qu'ils estiment nécessaire auprès des patients.

Le personnel paramédical participe à cette information dans le domaine de compétence et dans le respect de ses propres règles professionnelles :

« L'infirmier informe le patient ou son représentant légal, à leur demande et de façon adaptée, intelligible et loyale, des moyens ou des techniques mis en œuvre. Il en est de même des soins à propos desquels il donne tous les conseils utiles à leur bon déroulement. » (art. R. 4312-32 du CSP).

Les modalités d'accès au dossier médical par le malade

L'accès au dossier relève du décret du 29 avril 2002 *(voir annexe 8)*.

La communication du dossier médical intervient à la demande du patient lui-même ou de son représentant légal, ou de ses ayants droit en cas de décès, directement ou par l'intermédiaire du médecin de son choix. Il convient de s'assurer de l'identité du demandeur et de la qualité du médecin désigné.

Le médecin choisi par le malade ou par son représentant prend connaissance du dossier soit sur place, soit par l'envoi d'une copie des pièces du dossier aux frais du patient demandeur.

Lorsque le patient se fait assister d'un médecin, le médecin ayant pris connaissance du dossier communique les informations au patient selon les règles déontologiques de sa profession.

Attention, la communication du contenu du dossier au médecin qui a prescrit l'hospitalisation ne peut intervenir qu'après l'accord du patient ou de son représentant légal par principe.

Les aides-soignantes et les ASH peuvent-elles donner des renseignements ?

Elles ne peuvent donner aucune information médicale, ni sur les soins, ni sur l'état de santé du patient.

En l'absence d'opposition du patient, le cadre de santé peut donner des informations courantes sur le séjour du patient (art. R. 1112-45 du CSP).

Les renseignements par téléphone

Ceux-ci doivent être proscrits totalement s'il s'agit de révéler la présence d'un patient hospitalisé ou de renseignements importants (il est impossible de vérifier qui est réellement votre interlocuteur).
En revanche, sauf avis contraire du patient inscrit au dossier, la famille doit être prévenue en cas d'aggravation de l'état d'un patient.

Les toxicomanes

Ceux-ci ont droit, s'ils le demandent, au complet anonymat (art. R. 1112-38 du CSP).

LES ENQUÊTES

Le secret en cas d'enquête ou d'instruction

Si vous êtes témoin

En cas d'instruction, l'infirmière est déliée de son obligation de discrétion professionnelle vis-à-vis du juge.
En revanche, elle est toujours tenue, comme le médecin, au secret professionnel.
L'article 109 du Code de procédure pénale le rappelle expressément :
« Toute personne citée pour être entendue comme témoin est tenue de comparaître, de prêter serment et de déposer, sous réserve des dispositions de l'article 226-13 du Code pénal. »
L'infirmière, comme tout citoyen, doit répondre très complètement aux questions qui lui sont posées, mais ne doit pas violer le secret médical.
Comme tout citoyen, l'infirmière ne doit pas entraver le cours de la justice.

Si vous êtes mise en examen ou prévenue

Dans ce cas, les droits de la défense l'emportent sur le secret.
Ce n'est que si elle est mise en examen ou prévenue que l'infirmière peut rompre le secret car elle n'y est plus tenue (art. 11 du Code de procédure pénale), mais seulement si elle le juge nécessaire à sa défense.

L'expertise

Le juge d'instruction ou éventuellement le tribunal nommera un expert, choisi parmi les médecins-experts, et donc lui-même tenu au secret, pour prendre connaissance du dossier médical et du dossier de soins et entendre les différents témoins tenus au secret.
Vis-à-vis de l'expert désigné, l'infirmière comme le médecin sont déliés du secret médical.
Il appartient au médecin-expert désigné, parmi tous les éléments qu'il a réunis, de retenir et d'énoncer, à l'intention du juge ou du tribunal, ceux qui sont nécessaires à la manifestation de la vérité et à l'établissement des responsabilités.
Il est malheureusement trop fréquent de voir que certains ne respectent pas le secret auquel ils sont tenus, mais dissimulent en revanche des éléments importants pour l'établissement des responsabilités, bien que ne concernant pas l'état du patient comme, par exemple, l'organisation du service, le rôle respectif des membres de l'équipe, qui était là, à quel moment, etc. ?

L'obligation de discrétion professionnelle

En outre, « les fonctionnaires doivent faire preuve de discrétion professionnelle pour tous les faits, informations ou documents dont ils ont connaissance dans l'exercice de leurs fonctions » (art. 26, loi du 13 juillet 1983, Statut des fonctionnaires).

Définition

Comme tout agent public, l'infirmière qui exerce dans un hôpital public doit demeurer discrète à l'extérieur de cet hôpital et auprès des tiers, même auprès des patients, sur les conditions de fonctionnement du service, les qualités de tel ou tel membre de l'équipe, les moyens de l'hôpital, son organisation, la qualité des soins en général, etc.
Cette obligation de discrétion concerne tout ce qui touche au fonctionnement du service hospitalier, à la qualité des agents et des médecins, à l'admission et à la sortie des malades, aux visites qu'ils reçoivent, etc., y compris vis-à-vis des services de police.
L'indiscrétion professionnelle est une faute disciplinaire. Sauf la dénonciation d'un crime ou d'un délit qui est un devoir particulier du fonctionnaire (art. 40 du Code de procédure pénale).
Comme le secret médical, l'obligation de discrétion professionnelle est opposable à la police en phase d'enquête.
La police ne peut avoir accès au registre des admissions sans commission rogatoire du juge d'instruction. Tout malade ou blessé non inculpé a le droit de se faire soigner anonymement face aux services de police.

Différence avec le secret médical

L'infirmière est tenue au secret médical sur le malade, sa maladie, son traitement, son diagnostic, mais aussi sur sa vie privée, son intimité et les confidences qu'il peut faire.
Le secret professionnel ou secret médical est une obligation juridique de droit pénal, dont les infirmières répondent devant les tribunaux.
L'obligation de discrétion professionnelle est une obligation statutaire des infirmières, dont elles répondent devant leur employeur.
Seuls le directeur de l'établissement, le juge d'instruction, les officiers de police judiciaire munis d'une commission rogatoire peuvent relever l'infirmière de cette obligation.

Que faire en cas de convocation ou d'enquête ?

En général

Si vous êtes entendue par un service de police ou de gendarmerie, ou convoquée comme témoin par ces services ou par un juge d'instruction, on ne saurait trop vous recommander :

- d'en prévenir la direction de votre hôpital ou de votre clinique ;
- d'en prévenir votre chef de service et votre surveillante ;
- de prendre éventuellement conseil auprès d'un avocat. S'il s'agit d'une affaire dans laquelle vous craignez que votre responsabilité soit engagée, ses conseils pourront être précieux, même si un avocat ne peut pas assister une personne lorsqu'elle n'est entendue qu'en qualité de simple témoin par un service de police ou de gendarmerie, ou encore par un juge d'instruction ;
- dans une enquête simple, en l'absence de commission rogatoire du juge d'instruction, l'obligation de discrétion professionnelle est opposable à la police.

En cas d'instruction

- Les auditions des témoins se font sous serment.
- Chaque infirmière est tenue de respecter ce serment qu'elle a prêté.

Elle doit dire la vérité et répondre aux questions qui lui sont posées, sous réserve du secret professionnel qui concerne le malade.

Devant le juge d'instruction, l'infirmière est déliée de son obligation de discrétion professionnelle. Elle doit dire ce qu'elle sait : qui était présent, qui a fait quoi, comment... Mais elle reste soumise au secret médical et au secret de la vie privée du malade.

- L'article 109 du Code de procédure pénale énonce :

« Toute personne citée pour être entendue comme témoin est tenue de comparaître, de prêter serment et de déposer, sous réserve des dispositions de l'article 226-13 du Code pénal. »

Ce n'est qu'en cas de mise en examen *ou entendue comme témoin assisté* que l'infirmière a accès au dossier de la justice, qu'elle est interrogée obligatoirement en présence d'un avocat et qu'elle est déliée du secret professionnel si sa défense le nécessite.

- La notion de témoin assisté : une personne contre laquelle il existe des éléments permettant de penser qu'elle a été l'auteur ou le complice d'un délit ou d'un crime n'est plus obligatoirement mise en examen mais peut être entendue comme « témoin assisté » avec son avocat.

Quelles pièces peuvent être saisies ?

Il faut tout d'abord insister sur les règles du secret professionnel, qui s'imposent aux médecins et aux infirmières, même en cas d'enquête ou d'instruction, conformément à l'article 109 du Code de procédure pénale.
L'ensemble des pièces constituant soit le dossier médical, soit le dossier de soins est touché par le secret médical.
Elles ne peuvent donc pas être saisies sur simple demande de la police judiciaire.
Dans tous les cas, l'infirmière, avisée d'une demande de saisie, doit en avertir, d'une part, la direction de l'hôpital ou l'administrateur de garde et, d'autre part, le médecin chef de service ou le médecin de garde.
Il n'y a pas de précautions particulières en ce qui concerne les pièces, les objets ou les documents qui ne sont pas visés par le secret médical, comme les effets, vêtements, pièces d'identité, etc., du patient.
En revanche, la saisie d'une pièce médicale ou d'une pièce quelconque soit du dossier médical, soit du dossier de soins ne peut être opérée sans la présence indispensable d'un membre du Conseil de l'Ordre des médecins, préalablement convoqué ou averti.
En l'absence d'un membre du Conseil de l'Ordre, ni un dossier ni une pièce de celui-ci ne peut être remis.

Dans quels cas doit-on dénoncer ou faire un signalement aux autorités administratives ou judiciaires ?

On ne peut dénoncer qu'en cas :
- de sévices et privations sur mineurs de moins de 15 ans ou sur personnes vulnérables ;
- de violences sexuelles, et avec accord de la victime si elle est majeure et non vulnérable.

Si on ne viole pas le secret, tous les citoyens doivent dénoncer les crimes dont ils ont connaissance et tous les fonctionnaires doivent dénoncer les délits dont ils ont connaissance (art. 40 du Code de procédure pénale).
Rappelons que sont qualifiables de crime les pratiques d'euthanasie active en dehors du cadre défini par la loi Léonetti (art. L. 1111-10 à 13 du CSP).
Selon l'article 226-14-alinéa 3, « ne peut être poursuivi pour violation du secret tout professionnel qui informe le préfet (et, à Paris, le préfet de police) du caractère dangereux pour elles-mêmes ou pour autrui des personnes qui les consultent et dont ils savent qu'elles détiennent une arme ou qu'elles ont manifesté leur intention d'en acquérir une ».

23 LES RÉQUISITIONS

Un médecin peut-il être requis ?

Oui.
L'article L. 4163-7 du CSP énonce :
« Tout médecin est tenu de déférer aux réquisitions de l'autorité publique. »
S'il ne s'exécute pas, le médecin s'expose à une amende de 3 748 euros (art. L. 379).

L'infirmière peut-elle être requise ?

Oui.
Dans les mêmes conditions, aux termes d'un procès-verbal mentionnant l'article et le texte appliqués, le nom de l'autorité qui requiert, sa signature et son cachet.
Si l'infirmière s'y refuse, elle est passible d'amende.

La police judiciaire peut-elle requérir ?

Oui, incontestablement.
Par exemple, l'article 60 du Code de procédure pénale énonce, en cas de flagrant délit :
« S'il y a lieu de procéder à des constatations ou à des examens techniques ou scientifiques qui ne peuvent être différés, l'officier de police judiciaire aura recours à toute personne qualifiée. »
Exemple : lorsque les officiers de police, après un accident de la route, requièrent du médecin qu'il pratique une prise de sang afin d'établir le taux d'alcoolémie d'un conducteur.

Est-ce contraire au Code de déontologie médicale ?

Non.
Le CSP prévoit à son article R. 4127-12 :
« Le médecin doit apporter son concours à l'action entreprise par les autorités compétentes en vue de la protection de la santé et de l'éducation sanitaire. »
Simplement, le médecin, dans le cas où la personne qui lui est amenée aurait été maltraitée, ne doit pas cautionner ou couvrir de tels mauvais traitements.
L'article R. 4127-10 du CSP énonce :
« Un médecin amené à examiner une personne privée de liberté ou à donner des soins ne peut, directement ou indirectement, ne serait-ce que par sa seule présence, favoriser ou

cautionner une atteinte à l'intégrité physique ou mentale de cette personne ou à sa dignité.
S'il constate que cette personne a subi des sévices ou des mauvais traitements, il doit, sous réserve de l'accord de l'intéressé, en informer l'autorité judiciaire. »
Ce texte signifie que si, par exemple, le conducteur en état d'ébriété refuse obstinément de subir la prise de sang pour laquelle le médecin a été requis par les services de police, le médecin ne peut forcer cette prise de sang.
Il doit simplement attester, afin que l'autorité judiciaire en tire toutes conséquences, que la personne en question a refusé la prise de sang qui était requise.

PARTIE VIII

Le dossier de soins

24 À PROPOS DU DOSSIER DE SOINS

Le dossier de soins est-il obligatoire ?

Oui. Il fait partie du dossier médical (*voir* art. R. 710-2-2 du CSP ci-après).

Les textes régissant l'organisation des soins infirmiers

L'article R. 4311-3 du CSP dispose que relèvent du rôle propre infirmier « *la conception, l'utilisation et la gestion du dossier de soins infirmiers* ».
L'infirmière « a le devoir d'établir correctement les documents nécessaires aux patients » (art. R. 4312-16 du CSP). À cet effet, elle « établit pour chaque patient un dossier de soins infirmiers contenant tous les éléments relatifs à son rôle propre et permettant le suivi du patient » (art. R. 4312-28 du CSP).

Tenue du dossier

Article R. 710-2-3 du CPS. « Le dossier comporte l'identification du patient ainsi que, le cas échéant, celle de la personne de confiance définie à l'article L. 1111-6 et celle de la personne à prévenir.
Chaque pièce du dossier est datée et comporte l'identité du patient (nom, prénom, date de naissance ou numéro d'identification) ainsi que l'identité du professionnel de santé qui a recueilli ou produit les informations. Les prescriptions médicales sont datées avec indication de l'heure et signées ; le nom du médecin signataire est mentionné en caractères lisibles. »
Selon l'article R. 710-2-2 du CSP :
« Un dossier médical est constitué pour chaque patient hospitalisé dans un établissement de santé public ou privé.
Ce dossier contient au moins les éléments suivants, ainsi classés :
1° Les informations formalisées recueillies lors des consultations externes dispensées dans l'établissement, lors de l'accueil au service des urgences ou au moment de l'admission et au cours du séjour hospitalier, et notamment :
a) La lettre du médecin qui est à l'origine de la consultation ou de l'admission ;
b) Les motifs d'hospitalisation ;
c) La recherche d'antécédents et de facteurs de risques ;
d) Les conclusions de l'évaluation clinique initiale ;
e) Le type de prise en charge prévu et les prescriptions effectuées à l'entrée ;
f) La nature des soins dispensés et les prescriptions établies lors de la consultation externe ou du passage aux urgences ;
g) Les informations relatives à la prise en charge en cours d'hospitalisation : état clinique, soins reçus, examens paracliniques, notamment d'imagerie ;
h) Les informations sur la démarche médicale, adoptée dans les conditions prévues à l'article L. 1111-4 ;

i) Le dossier d'anesthésie ;
j) Le compte rendu opératoire ou d'accouchement ;
k) Le consentement écrit du patient pour les situations où ce consentement est requis sous cette forme par voie légale ou réglementaire ;
l) La mention des actes transfusionnels pratiqués sur le patient et, le cas échéant, copie de la fiche d'incident transfusionnel mentionnée au deuxième alinéa de l'article R. 666-12-24 ;
m) Les éléments relatifs à la prescription médicale, à son exécution et aux examens complémentaires ;
n) Le dossier de soins infirmiers ou, à défaut, les informations relatives aux soins infirmiers ;
o) Les informations relatives aux soins dispensés par les autres professionnels de santé ;
p) Les correspondances échangées entre professionnels de santé.
2° Les informations formalisées établies à la fin du séjour. Elles comportent notamment :
a) Le compte rendu d'hospitalisation et la lettre rédigée à l'occasion de la sortie ;
b) La prescription de sortie et les doubles d'ordonnance de sortie ;
c) Les modalités de sortie (domicile, autres structures) ;
d) La fiche de liaison infirmière.
3° Les informations mentionnant qu'elles ont été recueillies auprès de tiers n'intervenant pas dans la prise en charge thérapeutique ou concernant de tels tiers.
Sont seules communicables les informations énumérées aux 1° et 2°. »

La circulaire ministérielle du 15 mars 1985

Les infirmières peuvent s'y référer : il s'agit de la circulaire relative à la publication du *Guide du service infirmier*, qui institue l'obligation du dossier de soins et rappelle que la prescription doit être écrite par le médecin.

Ce qui est écrit dans le dossier a-t-il valeur juridique ?

Oui. Tout ce qui est écrit, daté, horodaté a valeur juridique à condition que celui qui prescrit soit clairement identifiable.
Sans date et sans signature, il est difficile d'identifier le prescripteur ou d'authentifier la transmission.
On ne peut identifier le prescripteur avec des termes tels que « interne de garde » ou « médecin de garde », ni celui qui assure la transmission avec des abréviations telles que AS ou IDE.
Le dossier de soins est une pièce qui peut être saisie par le juge d'instruction ; il a une valeur juridique incontestable.
Attention, ce qui n'a pas été écrit est censé ne pas avoir été fait.

Peut-on communiquer le dossier de soins à des personnes extérieures au service ?

Non, sauf à un médecin extérieur, lui-même tenu au secret médical, à *la demande du patient* et dans les mêmes conditions que la communication du dossier médical.

Le malade a-t-il accès aux informations qui sont contenues dans son dossier de soins ?

Les règles de communication des informations médicales sont applicables au dossier de soins.
Article L. 1111-7 du CSP :
« Toute personne a accès à l'ensemble des informations concernant sa santé détenues par des professionnels et établissements de santé, qui sont formalisées et ont contribué à l'élaboration et au suivi du diagnostic et du traitement ou d'une action de prévention, ou ont fait l'objet d'échanges écrits entre professionnels de santé, notamment des résultats d'examen, comptes rendus de consultation, d'intervention, d'exploration ou d'hospitalisation, des protocoles et prescriptions thérapeutiques mis en œuvre, feuilles de surveillance, correspondances entre professionnels de santé, à l'exception des informations mentionnant qu'elles ont été recueillies auprès de tiers n'intervenant pas dans la prise en charge thérapeutique ou concernant un tel tiers. Les modalités d'accès au dossier sont établies par le décret n° 2002-637 du 29 avril 2002 » *(voir annexe 8)*.
Aucune information relevant de la vie privée ou tirée des confidences du malade ne doit y figurer sans son accord.
Il est recommandé de ne faire figurer que ce qui est nécessaire aux soins et à la démarche de soins.
Les infirmières sont tenues d'être très vigilantes et réticentes sur le contenu des informations écrites concernant la vie privée : nul n'est jamais sûr du devenir d'une information écrite.
Il vaut mieux ne transmettre que verbalement et prudemment certaines informations relevant de la vie privée, même si l'infirmière pense qu'elles sont nécessaires à ses collègues.

La loi Informatique et libertés (loi du 6 janvier 1978) s'applique-t-elle au dossier de soins ?

Oui, la loi s'applique à tout fichier portant des renseignements d'ordre individuel.
Elle s'applique donc au dossier de soins, même non informatisé.

Cette loi interdit formellement de détenir par écrit des renseignements d'ordre privé sans l'accord de la personne.
Aucun fichier ne peut être informatisé sans avoir reçu l'accord de la Commission informatique et libertés, y compris le dossier de soins.
L'informatisation des données privées ou médicales recueillies auprès du patient ou à son sujet n'est autorisée en principe qu'après avoir recueilli son accord (art. 26 et 31 de la loi du 6 janvier 1978).
Les risques de dispersion des informations existent dès leur informatisation, et en particulier lorsque ces informations circulent par des réseaux téléphoniques ou sur les autoroutes de l'information. Il existe aussi des risques de déformation.

Qui écrit dans le dossier ?

1. Toute personne participant aux soins aux patients, faisant partie statutairement de l'équipe de soins et ayant à transmettre des informations nécessaires aux soins.
2. Tout médecin ou praticien ayant à faire une prescription médicale.

Toute personne qui écrit doit être identifiable. Toute personne qui dispense des soins doit aussi être identifiable.
Attention, il faut être vigilant sur l'accès au dossier de soins ; les élèves des lycées et collèges en stage n'ont pas à accéder aux informations médicales ou de vie privée des patients.

L'absence de données peut-elle faire dire que les soins n'ont pas été dispensés ?

Oui. Les témoignages recueillis peuvent permettre d'établir la réalité des faits, mais il vaut mieux ne pas se fier à la mémoire des autres et noter par écrit les soins dispensés ou les informations nécessaires.

Le médecin peut-il faire supprimer le dossier de soins à la sortie du malade ?

Non, le dossier de soins est la propriété de l'hôpital qui en assure la garde, la protection et l'archivage.

Un médecin expert de caisse d'assurances peut-il avoir accès au dossier ?

Oui, mais avec l'autorisation du malade et du responsable médical de service.

Le dossier suit-il le malade en cas de transfert dans un autre établissement ?

Non, l'établissement ne peut pas se dessaisir du dossier. Il doit remettre des copies des examens et un compte rendu des observations.

L'infirmière peut-elle établir elle-même une fiche de liaison pour une infirmière libérale ou un service de soins à domicile lors de la sortie du malade ?

Oui, mais légalement cette fiche doit recevoir l'accord du chef de service.
Elle ne porte pas de diagnostic médical ; c'est la lettre du médecin qui doit porter le diagnostic médical en cas de besoin.

Quelles informations sont recueillies dans le dossier ?

1. Les informations nécessaires pour dispenser les soins aux malades.
2. Les prescriptions médicales.
3. Les informations à caractère administratif, social et éducatif.

Aucune information à caractère subjectif ou en forme de jugement du patient ne peut figurer sur le dossier de soins. Les informations doivent être pertinentes, nécessaires et non excessives.
Le bon sens voudrait que l'on n'écrive que ce qui peut être lu par la personne concernée.

Peut-on faire des enquêtes épidémiologiques à partir du dossier de soins ?

Oui, si elles respectent la vie privée du patient, les règles de secret professionnel, les dispositions de la loi Informatique et libertés et les dispositions du Code de la santé ; les enquêtes épidémiologiques infirmières se doivent d'être parfaitement anonymes à l'égard de l'identité du patient.

Une infirmière est-elle tenue de respecter le plan de soins établi par sa collègue si elle ne l'approuve pas ?

Chaque infirmière est responsable de ses propres décisions et de ses actes et doit assurer la sécurité des malades.

Une infirmière a le droit de modifier un plan de soins établi par une collègue si elle pense que le malade en sera mieux soigné.

L'infirmière agit en toutes circonstances dans l'intérêt du malade.

Dans tous les cas, en cas de faute, chacun reste responsable des conséquences de ses décisions et de ses actes.

Qui est responsable de l'archivage du dossier ?

Le dossier de soins est un élément du dossier du malade.

Son contenu appartient au service médical et infirmier.

Il est soumis à la règle du secret professionnel.

Il fait partie des archives de l'hôpital ; selon le décret du 30 mars 1992, sa conservation est confiée à l'administration.

Le directeur veille à ce que toutes les dispositions soient prises pour assurer la garde et la confidentialité des dossiers conservés par l'établissement.

PARTIE IX

L'éthique

25 LE COMITÉ D'ÉTHIQUE

Quel est le rôle du comité d'éthique ?

Le Comité consultatif national d'éthique pour les sciences de la vie et de la santé a été créé par le décret du 23 février 1983.
Il a pour mission « de donner son avis sur les problèmes moraux qui sont soulevés par la recherche dans les domaines de la biologie, de la médecine et de la santé, que ces problèmes concernent l'homme, les groupes sociaux ou la société tout entière. »
L'avis du comité peut être demandé par :
- le président de l'Assemblée nationale ;
- le président du Sénat ;
- un membre du gouvernement ;
- un établissement public ;
- un établissement d'enseignement supérieur ;
- une fondation reconnue d'utilité publique en recherche ou protection de la santé.

Une infirmière peut-elle faire partie d'un comité d'éthique ?

Deux infirmières siègent au Comité consultatif national d'éthique.
Les infirmières font aussi partie des comités d'éthique régionaux et hospitaliers et des comités consultatifs pour la protection des personnes soumises à des recherches biomédicales, dits CCPP. Créés par la loi du 9 août 2004 portant sur la recherche biomédicale chez l'homme, les CPP se sont substitués aux comités consultatifs de protection des personnes dans la recherche biomédicale (CCPPRB) mis en place aux mêmes fins par la loi dite « Huriet-Sérusclat » de 1988.

Quelle différence y a-t-il entre euthanasie et arrêt ou limitation de traitement ?

L'euthanasie active est un acte destiné à provoquer délibérément la mort et, comme tel, interdit par la loi.
Cependant, selon la loi du 22 avril 2005, dite Léonetti, lorsque « les actes apparaissent inutiles, disproportionnés ou n'ayant d'autre effet que le seul maintien artificiel de la vie, ils peuvent être suspendus ou ne pas être entrepris. Dans ce cas, le médecin sauvegarde la dignité du mourant et assure la qualité de sa vie en dispensant les soins visés à l'article L. 1110-10. Ces actes ne doivent pas être poursuivis par une obstination déraisonnable.

Si le médecin constate qu'il ne peut soulager la souffrance d'une personne, en phase avancée ou terminale d'une affection grave et incurable, quelle qu'en soit la cause, qu'en lui appliquant un traitement qui peut avoir pour effet secondaire d'abréger sa vie, il doit en informer le malade, sans préjudice des dispositions du quatrième alinéa de l'article L. 1111-2, la personne de confiance visée à l'article L. 1111-6, la famille ou, à défaut, un des proches. La procédure suivie est inscrite dans le dossier médical » (art. L. 1110-5 du CSP).
Article R. 4127-37 du CSP : « En toutes circonstances, le médecin doit s'efforcer de soulager les souffrances de son malade, l'assister moralement et éviter toute obstination déraisonnable dans les investigations ou la thérapeutique. »

Un patient peut-il demander l'arrêt des traitements pour abréger sa vie ?

Selon la loi dite Léonetti, « lorsqu'une personne, en phase avancée ou terminale d'une affection grave et incurable, quelle qu'en soit la cause, décide de limiter ou d'arrêter tout traitement, le médecin respecte sa volonté après l'avoir informée des conséquences de son choix. La décision du malade est inscrite dans son dossier médical. » (Art. L. 1111-10 du CSP.)
« Le médecin sauvegarde la dignité du mourant et assure la qualité de sa fin de vie en dispensant les soins visés à l'article L. 1110-10.
Toute personne majeure peut rédiger des directives anticipées pour le cas où elle serait un jour hors d'état d'exprimer sa volonté.
Ces directives anticipées indiquent les souhaits de la personne relatifs à sa fin de vie concernant les conditions de la limitation ou l'arrêt de traitement. Elles sont révocables à tout moment.
À condition qu'elles aient été établies moins de trois ans avant l'état d'inconscience de la personne, le médecin en tient compte pour toute décision d'investigation, d'intervention ou de traitement la concernant.
Un décret en Conseil d'État définit les conditions de validité, de confidentialité et de conservation des directives anticipées. » (Art. L. 1111-11 du CSP.)
« Lorsqu'une personne, en phase avancée ou terminale d'une affection grave et incurable, quelle qu'en soit la cause et hors d'état d'exprimer sa volonté, a désigné une personne de confiance en application de l'article L. 1111-6, l'avis de cette dernière, sauf urgence ou impossibilité, prévaut sur tout autre avis non médical, à l'exclusion des directives anticipées, dans les décisions d'investigation, d'intervention ou de traitement prises par le médecin. » (Art. L. 1111-12 du CSP.)
« Lorsqu'une personne, en phase avancée ou terminale d'une affection grave et incurable, quelle qu'en soit la cause, est hors d'état d'exprimer sa volonté, le médecin peut décider de limiter ou d'arrêter un traitement inutile, disproportionné ou n'ayant d'autre objet

que la seule prolongation artificielle de la vie de cette personne, après avoir respecté la procédure collégiale définie par le Code de déontologie médicale et consulté la personne de confiance visée à l'article L. 1111-6, la famille ou, à défaut, un de ses proches et, le cas échéant, les directives anticipées de la personne.
Sa décision, motivée, est inscrite dans le dossier médical. » (Art. L. 1111-13 CSP.)
« Le médecin sauvegarde la dignité du mourant et assure la qualité de sa fin de vie en dispensant les soins visés à l'article L. 1110-10. »
Article L. 1110-9 : « Toute personne malade dont l'état le requiert a le droit d'accéder à des soins palliatifs et à un accompagnement. »

LE SIDA

Le sida fait-il partie des maladies à déclaration obligatoire ?

Oui, depuis le décret du 10 juillet 1986.
Mais il s'agit de déclaration anonyme de cas de sida avéré.

Peut-on effectuer une recherche de sida à l'occasion d'un prélèvement sanguin sans le dire au malade ?

Légalement, non.
Le dépistage est obligatoire pour les donneurs de sang, d'organes, de cellules, de tissus, de sperme, et de lait.

Un chef de service ou un médecin a-t-il le droit de cacher au personnel la séropositivité d'un malade ?

Normalement pas.
Le personnel est tenu au secret à l'égard des tiers comme le médecin.

Peut-on pratiquer une prise de sang pour le dépistage du sida sans le consentement du malade ?

Légalement, non.
Cependant, si le malade n'est pas en état de donner son consentement, le dépistage peut être fait comme tout examen s'il est utile.
C'est le médecin qui en apprécie l'opportunité.
La législation évolue très vite en matière d'examens et de traitements de ces malades. Il importe de se tenir au courant.

Peut-on obliger un malade atteint de sida à se soigner ?

Il n'est pas possible d'imposer une obligation de se soigner aux malades atteints de sida avéré.
Des consultations gratuites, anonymes, sont proposées pour lutter contre la maladie. Il s'agit de consultations de dépistage ou de traitements de maladies opportunistes.
Des traitements sont proposés au personnel en cas de piqûre ou blessure par matériel infecté.

Le malade séropositif a-t-il droit à l'information sur le résultat positif des tests ?

Oui. Selon le CSP : « Toute personne a le droit d'être informée sur son état de santé... La volonté d'une personne d'être tenue dans l'ignorance d'un diagnostic ou d'un pronostic doit être respectée, sauf lorsque des tiers sont exposés à un risque de transmission. » (Art. L. 1111-2.)
Selon le Code de déontologie médicale : « Le médecin doit à la personne qu'il examine, qu'il soigne ou qu'il conseille une information loyale, claire et appropriée sur son état, les investigations et les soins qu'il lui propose. Tout au long de la maladie, il tient compte de la personnalité du patient dans ses explications et veille à leur compréhension. Toutefois, sous réserve des dispositions de l'article L. 1111-7, dans l'intérêt du malade et pour des raisons légitimes que le praticien apprécie en conscience, un malade peut être tenu dans l'ignorance d'un diagnostic ou d'un pronostic graves, sauf dans les cas où l'affection dont il est atteint expose les tiers à un risque de contamination. » (Art. R. 4127-35 du CSP.)
Il est recommandé de ne pas donner brutalement le résultat au malade ; en particulier, les laboratoires doivent s'en remettre au médecin traitant chaque fois que cela est possible.
De grandes précautions sont à prendre avec les mineurs, et l'information de leur famille devrait toujours se faire avec leur accord.

Un médecin a-t-il le droit de révéler la séropositivité du patient à son conjoint, à son insu, au nom de l'assistance à personne en danger ?

Aucune disposition législative n'autorise le médecin à informer un conjoint de la séropositivité d'un patient. Le médecin informe son patient des résultats de ses examens

lorsqu'il s'agit d'une maladie transmissible et des conséquences et risques de transmission.
Selon l'article R. 4127-35 du CSP : « Dans l'intérêt du malade et pour des raisons légitimes que le praticien apprécie en conscience, un malade peut être tenu dans l'ignorance d'un diagnostic ou d'un pronostic graves, sauf dans les cas où l'affection dont il est atteint expose les tiers à un risque de contamination. »
Si la séropositivité d'un patient est découverte après le décès du patient et que le patient décédé a demandé le secret sur sa maladie envers son conjoint, l'intérêt de la personne vivante et les risques encourus par elle ou ses partenaires, du fait de l'ignorance de la maladie, prime en principe sur la volonté de la personne décédée. Il appartient au médecin de prendre la décision ; c'est un choix de conscience. Dans tous les cas de figure, la question de non-assistance à personne en danger pourrait se poser en cas de contamination du conjoint.

Certaines personnes extérieures au service, intervenant occasionnellement dans le service, refusent parfois d'intervenir sur les malades porteurs de sida (par exemple les kinésithérapeutes) : que faire ?

Constitue une discrimination interdite par le Code pénal, toute distinction opérée entre les personnes physiques à raison de leur état de santé, de leur handicap, de leurs mœurs. Toute discrimination en raison de l'état de santé, lorsqu'elle consiste à refuser de donner des soins, est punie de deux ans d'emprisonnement et de 30 000 euros d'amende (art. 225-1 et 225-2 du Code pénal).
Devant un refus de donner des soins par un agent en raison d'une éventuelle séropositivité VIH, il convient de prévenir la direction et de lui demander d'affecter à ce service du personnel qui accepte de soigner tous les malades, sans discrimination.

Quelle attitude adopter lorsque le personnel refuse de soigner un malade séropositif ou atteint de sida avéré ?

1. Lui expliquer clairement le processus de contamination.
2. Si son attitude ne change pas, lui demander de changer de service ou de demander son changement à la direction.

Légalement, le personnel ne peut refuser de soigner ces malades sauf motif grave ou insuffisance manifeste de moyens de protection.

Dans quels cas le test VIH est-il obligatoire ?

Le test VIH est fait systématiquement dans les cas de don du sang, de sperme, d'organe ou de tissus et de lait.

27 LES ESSAIS THÉRAPEUTIQUES

Quels sont le rôle et la composition des comités de protection des personnes [1] ?

Les comités rendent leurs avis sur les conditions de validité de la recherche, la pertinence des projets, la qualité des investigateurs.
Ils veillent à la protection des participants, leur information, les modalités de recueil des consentements et les indemnités éventuellement dues.
Ils communiquent au ministre chargé de la Santé tout avis défavorable donné à un projet de recherche.

Article R. 1123-4

(Décret n° 2006-477 du 26 avril 2006, art. 2, *JO* du 27 avril 2006)
Les comités de protection des personnes comprennent quatorze membres titulaires répartis en deux collèges :
- Le premier collège est composé de :

1° Quatre personnes ayant une qualification et une expérience approfondie en matière de recherche biomédicale, dont au moins deux médecins et une personne qualifiée en raison de sa compétence en matière de biostatistique ou d'épidémiologie ;
2° Un médecin généraliste ;
3° Un pharmacien hospitalier ;
4° Un infirmier ;
- Le deuxième collège est composé de :

1° Une personne qualifiée en raison de sa compétence à l'égard des questions d'éthique ;
2° Un psychologue ;
3° Un travailleur social ;
4° Deux personnes qualifiées en raison de leur compétence en matière juridique ;
5° Deux représentants des associations agréées de malades et d'usagers du système de santé.
Des membres suppléants en nombre égal au nombre de membres titulaires sont désignés pour chaque catégorie dans les mêmes conditions.

1. Loi du 20 décembre 1988.

Une infirmière peut-elle refuser de participer à un essai thérapeutique ?

Oui, si cet essai ne respecte pas le cadre légal défini par la loi du 20 décembre 1988 et la loi du 2 juillet 1994, relatives à la protection des personnes qui se prêtent à des recherches biomédicales et au respect du corps humain.

Questions concernant les expérimentations thérapeutiques sur des personnes vivantes

Quelles sont les conditions générales d'une expérimentation biomédicale sur un être humain ?

Il faut relever quatre séries de conditions qui doivent toutes être simultanément satisfaites.
Sinon, l'expérimentation pratiquée est un délit, puni de trois ans d'emprisonnement et d'une amende de 45 000 euros.

Première série de conditions : le consentement libre et éclairé du sujet (ou patient)

Le consentement doit être éclairé, c'est-à-dire que l'investigateur, ou un médecin qui représente l'investigateur, a fait connaître au patient l'objectif de la recherche, sa méthodologie et sa durée ; les contraintes et les risques prévisibles, y compris en cas d'arrêt de la recherche avant son terme, et, enfin, l'avis du comité consultatif.
L'investigateur doit également informer la personne dont le consentement est sollicité de son droit de refuser de participer à une recherche ou de retirer son consentement à tout moment.
Toutes ces informations sont résumées dans un document écrit remis à cette personne.
Le consentement est donné par écrit ou, en cas d'impossibilité, attesté par un tiers qui doit être totalement indépendant et de l'investigateur et du promoteur de la recherche.
Le consentement doit être libre, c'est-à-dire qu'aucune pression ne doit être exercée, et surtout il peut être retiré à tout moment sans aucune conséquence pour le sujet (ou patient).

Deuxième série de conditions : le requis scientifique

Les recherches biomédicales ne peuvent pas être effectuées dans n'importe quelles conditions scientifiques.
Aucune recherche biomédicale ne peut être effectuée sur l'être humain si elle ne se fonde sur le dernier état des connaissances scientifiques et sur une expérimentation préclinique

suffisante ; si le risque prévisible encouru par les personnes qui se prêtent à la recherche est hors de proportion avec le bénéfice escompté ou l'intérêt de cette recherche ; et, enfin, si la recherche ne vise pas à étendre la connaissance scientifique de l'être humain et les moyens susceptibles d'améliorer sa condition.
Outre ces conditions scientifiques, les recherches biomédicales ne peuvent être effectuées que sous la direction et sous la surveillance d'un médecin expérimenté, et dans des conditions matérielles et techniques compatibles avec la rigueur scientifique comme avec la sécurité des sujets.

Troisième série de conditions : le contrôle du comité et du ministre

Les comités de protection des personnes sont consultés préalablement à tout projet de recherche. De plus, le ministre de la Santé est avisé de ce projet.
Le ministre peut à tout moment suspendre ou interdire une recherche biomédicale.

Quatrième série de conditions : la finalité thérapeutique directe

Dans l'ensemble, les recherches biomédicales doivent avoir pour objet une finalité thérapeutique directe pour le sujet ou le patient qui les subit.
Dans le cas où ces recherches sont sans finalité thérapeutique directe pour le patient ou le sujet qui les subit, elles doivent obéir aux conditions particulières supplémentaires que nous allons examiner.

Peut-on procéder à une expérimentation biomédicale sur une personne vivante sans son accord exprès ?

Non.
La loi prévoit même que l'accord, sauf cas exceptionnel, doit être donné par écrit.
La loi ne prévoit qu'une exception : lorsqu'il y a situation d'urgence et que le patient est hors d'état de se prononcer, et que le protocole, déjà établi et soumis au comité, a spécialement prévu dans ce cas la dispense d'accord.
Mais :
- si les proches du patient sont présents, il leur appartient de décider et, éventuellement, de retirer leur accord ;
- dès que le patient recouvre conscience, il lui appartient de décider la poursuite ou l'arrêt de l'expérimentation, sans aucune responsabilité pour lui.

Cette exception a été prévue initialement pour les recherches à finalité thérapeutique directe, comme en témoignent les débats du Parlement.
Si ces règles sont violées, il y a infraction passible d'une peine de prison de six mois à trois ans et d'une amende de 45 000 euros.

À quelles conditions peut-on effectuer une expérimentation sans finalité thérapeutique directe pour le sujet (patient) ?

En plus des conditions générales déjà évoquées *(voir supra)*, il faut que toutes les conditions particulières suivantes soient satisfaites :

1. une seule expérimentation en même temps ;
2. aucun risque prévisible sérieux pour la santé de celui qui subit l'expérimentation ;
3. examen médical préalable ;
4. sujet obligatoirement affilié à la Sécurité sociale ;
5. locaux spécialement autorisés par le ministre de la Santé ;
6. responsabilité pleine et entière, même sans faute, du promoteur de l'expérimentation, qui doit être préalablement et spécialement assuré ;
7. de plus, si le sujet est une femme enceinte ou allaitant, un mineur ou un majeur incapable, il faut que l'expérience soit directement utile :
   - à la connaissance des phénomènes liés à la grossesse ou à l'allaitement ;
   - à des personnes présentant les mêmes caractéristiques d'âge, de maladie ou de handicap ;
8. absence du moindre risque prévisible, même mineur, pour les femmes enceintes ou allaitant.

C'est dire que la loi est sévère et rigoureuse.

Peut-on effectuer une expérimentation sans finalité thérapeutique directe sur une personne privée de liberté ou internée ?

Non.

Il est même interdit de la solliciter.

La loi précise :

« Les personnes privées de liberté par une décision judiciaire ou administrative ne peuvent être sollicitées pour se prêter à des recherches biomédicales que s'il en est attendu un bénéfice direct et majeur pour leur santé. »

Peut-on procéder à une expérimentation sur un patient en état végétatif chronique ?

Non.

L'état végétatif chronique est celui du patient ou du sujet en état de coma (et non pas en état de mort cérébrale), qui garde des fonctions végétatives à condition que des soins excellents lui soient prodigués.

Il n'est donc pas possible de le confondre avec le patient en situation d'urgence.

Dans ses avis du 9 octobre 1984 et du 24 février 1986, le Comité consultatif national d'éthique réaffirmait :

« Un malade ne peut faire l'objet d'un essai thérapeutique sans rapport avec le traitement de la maladie qui l'atteint. »
Le comité soulignait que ces malades « sont des êtres humains qui ont d'autant plus droit au respect dû à la personne humaine qu'ils se trouvent en état de grande fragilité ». La loi du 20 décembre 1988 est encore plus protectrice. Elle ne permet même pas les expérimentations à finalité thérapeutique directe sur des patients en état végétatif chronique.

Une infirmière peut-elle refuser de participer à une IVG ?

Oui, selon la loi du 31 décembre 1979 :
« Aucune sage-femme, aucun infirmier ou infirmière, aucun auxiliaire médical quel qu'il soit n'est tenu de concourir à une interruption de grossesse. »
Même lorsque cette interruption s'exerce dans le cadre de la légalité.
Lorsque cette interruption est illégale, avortement au-delà de la 12e semaine en dehors de tout motif thérapeutique, l'infirmière a l'obligation de refuser sa participation. Elle deviendrait sinon complice d'un délit. En revanche, aucun infirmier, aucune infirmière et aucun auxiliaire médical ne peut refuser de participer aux soins postérieurs à l'acte chirurgical et que l'état de la patiente pourrait nécessiter.
Par exemple : antibiothérapie, pose de perfusion ou de transfusion, etc.

Quelle est la date légale de viabilité d'un fœtus ? Et à partir de combien de mois de gestation doit-on déclarer un enfant à l'état civil ?

Il n'existe aucune loi sur la date de viabilité d'un fœtus.
Un enfant doit être déclaré à l'état civil à partir de la 12e semaine de gestation (Cassation, chambre criminelle du 7 août 1874).
La circulaire du 3 janvier 1983 de la Caisse nationale d'assurance-maladie sur la nomenclature médicale considère qu'il y a acte d'accouchement à partir du 181e jour de gestation.
La preuve de la viabilité est apportée par le certificat médical.
Un enfant né avant ce délai peut être déclaré à l'état civil s'il a vécu, même un temps court, après sa naissance.
« Lorsqu'un enfant est décédé avant que sa naissance ait été déclarée à l'état civil, l'officier de l'état civil établit un acte de naissance et un acte de décès sur production d'un certificat médical indiquant que l'enfant est né vivant et viable et précisant les jours et heures de sa naissance et de son décès.
À défaut de certificat médical, l'officier d'état civil établit un acte d'enfant sans vie. Cet acte est inscrit à sa date sur les registres de décès et il énonce les jour, heure et lieu d'accouchement, les prénoms et nom, date et lieu de naissance, profession et domicile des père et mère et, s'il y a lieu, ceux du déclarant.

L'acte dressé ne préjuge pas de savoir si l'enfant a vécu ou non : tout intéressé pourra saisir le tribunal de grande instance à l'effet de statuer sur la question. » (Loi n° 93-22 du 8 janvier 1993, Art. L. 79-1 du Code civil.)

L'utilisation des embryons humains pour la recherche médicale

Article L. 2151-5 modifié par loi n° 2013-715 du 6 août 2013 (art. unique)

« I. – Aucune recherche sur l'embryon humain ni sur les cellules souches embryonnaires ne peut être entreprise sans autorisation. Un protocole de recherche conduit sur un embryon humain ou sur des cellules souches embryonnaires issues d'un embryon humain ne peut être autorisé que si :

1° La pertinence scientifique de la recherche est établie ;

2° La recherche, fondamentale ou appliquée, s'inscrit dans une finalité médicale ;

3° En l'état des connaissances scientifiques, cette recherche ne peut être menée sans recourir à ces embryons ou ces cellules souches embryonnaires ;

4° Le projet et les conditions de mise en œuvre du protocole respectent les principes éthiques relatifs à la recherche sur l'embryon et les cellules souches embryonnaires.

II. – Une recherche ne peut être menée qu'à partir d'embryons conçus *in vitro* dans le cadre d'une assistance médicale à la procréation et qui ne font plus l'objet d'un projet parental. La recherche ne peut être effectuée qu'avec le consentement écrit préalable du couple dont les embryons sont issus, ou du membre survivant de ce couple, par ailleurs dûment informés des possibilités d'accueil des embryons par un autre couple ou d'arrêt de leur conservation. À l'exception des situations mentionnées au dernier alinéa de l'article L. 2131-4 et au troisième alinéa de l'article L. 2141-3, le consentement doit être confirmé à l'issue d'un délai de réflexion de trois mois. Le consentement des deux membres du couple ou du membre survivant du couple est révocable sans motif tant que les recherches n'ont pas débuté.

III. – Les protocoles de recherche sont autorisés par l'Agence de la biomédecine après vérification que les conditions posées au I du présent article sont satisfaites. La décision de l'agence, assortie de l'avis du conseil d'orientation, est communiquée aux ministres chargés de la Santé et de la recherche qui peuvent, dans un délai d'un mois et conjointement, demander un nouvel examen du dossier ayant servi de fondement à la décision :

1° En cas de doute sur le respect des principes éthiques ou sur la pertinence scientifique d'un protocole autorisé. L'agence procède à ce nouvel examen dans un délai de trente jours. En cas de confirmation de la décision, la validation du protocole est réputée acquise ;

2° Dans l'intérêt de la santé publique ou de la recherche scientifique, lorsque le protocole a été refusé. L'agence procède à ce nouvel examen dans un délai de trente jours. En cas de confirmation de la décision, le refus du protocole est réputé acquis.

En cas de violation des prescriptions législatives et réglementaires ou de celles fixées par l'autorisation, l'agence suspend l'autorisation de la recherche ou la retire. L'agence diligente des inspections comprenant un ou des experts n'ayant aucun lien avec l'équipe de recherche dans les conditions fixées à l'article L. 1418-2.
IV. – Les embryons sur lesquels une recherche a été conduite ne peuvent être transférés à des fins de gestation. »

L'infirmière peut-elle refuser de participer à des expériences en matière de génétique ?

Oui, si ces expériences ne sont pas effectuées dans un cadre légal.

Peut-on procéder à une intervention pour stérilisation chirurgicale sans le consentement d'un patient ou d'une patiente ?

La stérilisation n'est plus interdite en France depuis la loi n° 2001-588 du 4 juillet 2001 relative à l'interruption volontaire de grossesse et à la contraception qui a complètement changé la philosophie de la stérilisation contraceptive. La ligature des trompes et des canaux déférents peut être pratiquée sur une personne majeure exprimant une volonté libre, motivée et délibérée. Cette volonté requiert une information claire et complète sur les risques encourus et les conséquences de l'opération envisagée. Cet acte chirurgical ne peut être pratiqué que dans un établissement de santé et après consultation d'un médecin. Il ne peut être procédé à l'intervention qu'après l'expiration d'un délai de réflexion de quatre mois et la confirmation écrite de l'intéressée ; le cas échéant, le médecin devra l'informer de son refus de pratiquer cet acte à visée contraceptive (art. L. 2123-1 du CSP).
Certaines dispositions concernent plus particulièrement la stérilisation des handicapés mentaux, notamment le contrôle du juge en matière de consentement.
Le CCNE (rapport n° 49 du 3 avril 1996) estime que la déficience mentale ne saurait, à elle seule, fournir la justification thérapeutique ou médicale telle que requise par l'article 16-3 du Code civil et accorde une place primordiale au consentement de la personne incapable.

PARTIE X

L'administration

De quelle protection bénéficie une infirmière agressée par un malade et victime de dommages matériels ou corporels ?

Dans la fonction publique hospitalière, le personnel bénéficie de la protection de son employeur, qui doit assurer les risques civils courus par son personnel dans l'exercice de ses fonctions (art. 11 de la loi du 13 juillet 1983). La collectivité publique est tenue de protéger les fonctionnaires contre les menaces, violences, voies de fait, injures ou outrages dont ils pourraient être victimes à l'occasion de leurs fonctions et de réparer, le cas échéant, le préjudice qui en est résulté (*voir annexe 11 :* Circulaire violence hôpitaux).

Exemple : un malade casse les lunettes d'une infirmière. L'établissement est tenu de l'indemniser et peut ensuite se retourner contre le malade responsable.

L'employeur est tenu d'assurer la sécurité de son personnel et de prendre les mesures nécessaires à cet effet.

L'employeur doit être prévenu des malades anormalement agressifs dans un service.

Avec l'accord du médecin, il peut prononcer la sortie du malade par mesure disciplinaire, exceptionnelle, ou son transfert [1].

La fédération des établissements publics de santé a mis en ligne des fiches sur les conduites à tenir en cas de violence en établissement. *Voir* site internet http://www.fhf.fr

Quatre fiches sont disponibles :

- une fiche à destination de l'encadrement lorsque le personnel est victime : membre de l'équipe de direction, cadre de proximité, cadre supérieur ;
- une fiche à destination de l'encadrement lorsque le patient est victime ;
- une fiche à destination de l'agent victime dans son exercice professionnel ;
- une fiche à destination du patient victime à l'occasion de sa prise en charge au sein d'un établissement de soins.

Il existe un Observatoire national de la violence en milieu de santé, l'ONVS, crée en 2005, et piloté par la direction générale de l'offre de soins, qui établit chaque année un bilan et une analyse des signalements de violence déclarés par les établissements de santé.

1. *Voir* à ce propos les bilans de l'Observatoire national des violences en milieu de santé (ONVS). L'ONVS, crée en 2005, piloté par la direction générale de l'offre de soins, présente chaque année un bilan et une analyse des signalements de violence déclarés par les établissements de santé. www.sante.gouv.fr/observatoire-national-des-violences-en-milieu-de-sante-onvs.html

Quelle est la durée légale du travail, la durée de l'amplitude du travail et celle de l'intervalle entre deux repos ?

La durée légale du travail est actuellement de 35 heures par semaine dans les secteurs public et privé.

Le travail de nuit

La durée hebdomadaire est actuellement de 35 heures par semaine dans le secteur public.

Horaire

Entre 21 heures et 6 heures, le travail est dit « de nuit ».

Acceptation

Une infirmière peut-elle refuser un poste de travail de nuit ?
Dans le secteur public : une infirmière ne peut pas refuser un poste de travail de nuit, sauf pour motif médical.
Dans le secteur privé : le refus est possible si le contrat de travail, devenu obligatoire, précise que le recrutement a lieu pour un poste de jour.

Quelle est la réglementation de la répartition des repos ?

Dans le secteur public

Le nombre de jours de repos est de quatre jours pour deux semaines de travail dont deux jours au moins sont consécutifs.

Dans le secteur privé

Sauf convention particulière, le repos hebdomadaire est d'une durée minimale de 24 heures consécutives. Le rythme est de un repos tous les six jours travaillés.

Une infirmière est-elle obligée de communiquer son numéro de téléphone personnel à l'administration ?

Non, excepté, bien sûr, si elle accepte un service d'astreintes à domicile.
Cependant, pour la constitution des répertoires d'appel en cas de plan blanc, tout agent hospitalier est tenu de transmettre les coordonnées qui permettent de le joindre. Ces répertoires sont confidentiels et mis uniquement à disposition des personnels chargés de la mise en œuvre des plans blancs.

Quelles sont les conditions de rémunération d'une infirmière bénéficiant d'un mi-temps pour raison thérapeutique après un congé de longue durée ou de longue maladie dans un établissement public ?

Le mi-temps accordé par le comité médical dans un but thérapeutique après un congé de longue maladie ou de longue durée donne droit au versement d'un plein traitement. Cette possibilité de travail à mi-temps est établie par circulaires ministérielles.
Elle est donnée pour une période totale d'un an, sur l'ensemble de la carrière, par maladie ayant ouvert droit au congé de longue durée ou de longue maladie.
Chaque période de travail à mi-temps est accordée, par le comité médical compétent, pour une durée de trois mois renouvelable une fois.
Les maladies contractées en service et les accidents de service donnent droit, après avis de la commission départementale de réforme, aux avantages d'un mi-temps thérapeutique.
Le régime du mi-temps thérapeutique est accordé s'il est reconnu qu'il peut favoriser l'amélioration de l'état de santé de l'intéressé, sa rééducation ou sa réadaptation professionnelle.
Le cas de l'intéressé est réexaminé tous les six mois, et la décision de la commission de réforme tient compte de l'aspect thérapeutique du régime.

Quelles sont les maladies considérées comme des maladies professionnelles pour les infirmières ?

La liste des maladies professionnelles est prévue à l'article R. 461-3 du Code de la Sécurité sociale.

Parmi celles-ci, le décret n° 84-492 du 22 juin 1984 établit la liste des maladies infectieuses contractées en milieu d'hospitalisation.

D'autres tableaux annexes à cette liste se réfèrent à des actes de soins susceptibles de provoquer des maladies professionnelles.

L'infirmière doit se soumettre aux visites périodiques de médecine du travail.

Quels sont les droits à rémunération des infirmières en matière de promotion professionnelle ?

Dans le secteur public

Dans le secteur public, les droits à rémunération et engagements de servir sont établis par le décret n° 2001-164 du 20 février 2001 modifiant le décret du 5 avril 1990. Lorsque l'agent a été rémunéré pendant sa formation dans le cadre de la formation continue et dans le but d'obtenir l'un des certificats ou diplômes lui donnant accès à des corps déterminés par décret, il est tenu de servir dans un des établissements énumérés à l'article 2 de la loi du 9 janvier 1986 susvisée pendant une durée égale au triple de celle de la formation, dans la limite de cinq ans maximum à compter de l'obtention de ce certificat ou diplôme.

L'agent qui a obtenu un congé de formation professionnelle perçoit une indemnité mensuelle forfaitaire, pendant une durée n'excédant pas douze mois pour l'ensemble de sa carrière. Cette durée est portée à vingt-quatre mois, dans la mesure où la formation est dispensée pendant deux ans au moins. Les demandes sont satisfaites dans la limite des crédits réservés à leur financement.

Dans le secteur privé

Ce sont les textes de la formation permanente qui s'appliquent, et les infirmières ne sont (en général) pas tenues par la contrepartie d'un engagement de servir, sauf en cas de contrat signé par les deux parties.

Quels sont les droits des infirmières en matière de formation permanente ?

Toute infirmière salariée du secteur privé ou du secteur public peut demander à bénéficier d'un congé rémunéré pour parfaire sa formation, actualiser ses connaissances ou changer d'activité.

Secteur privé

Les établissements privés de dix salariés au moins sont tenus de participer financièrement à la formation de leur personnel.

Les fonds sont parfois regroupés sous forme de mutualisation dans des organismes tels que Promofaf ou Uniformation.

Pour bénéficier des droits à la formation, l'infirmière doit déposer à l'avance une demande écrite auprès de son employeur, spécifiant la nature et la durée du stage, le coût et le nom de l'organisme qui l'assure.

En cas de refus, l'employeur est tenu de motiver sa décision sous dix jours.

Le comité d'entreprise ou les délégués du personnel sont compétents en matière de formation et doivent être consultés.

Secteur public hospitalier

Les établissements publics sont tenus de participer au financement de la formation permanente. Les établissements peuvent confier la gestion des fonds de formation à un organisme appelé ANFH (Association nationale de formation des personnels hospitaliers). Chaque année, l'établissement dresse un plan de formation à l'occasion duquel chaque infirmière est tenue de faire connaître ses désirs de formation.

Chaque agent a droit actuellement à une action de formation tous les deux ans.

Les demandes sont examinées en commission technique paritaire puis transmises à l'ANFH si l'établissement est adhérent.

Le rôle de l'ANFH est de conseiller les établissements sur les aspects pédagogiques et financiers de chaque action. Elle participe aux bilans et aux évaluations. Elle organise aussi des actions de formation régionales.

La formation professionnelle continue des agents de la fonction publique hospitalière comprend deux types d'actions :

1. Actions figurant dans le plan de formation de l'établissement :

a) des actions de préparation aux concours et aux examens ;

b) des études proportionnelles débouchant sur l'accès aux diplômes ou aux certificats du secteur sanitaire et social dont la liste est fixée par arrêté du ministre chargé de la Santé ;

c) des actions d'adaptation ;
d) des actions de conversion permettant d'accéder à des emplois exigeant une qualification nouvelle.
Les agents qui suivent une formation sont maintenus en position d'activité.
Dans les cas prévus aux b), c) et d) du même article, la formation est considérée comme service effectif et les agents sont tenus de suivre l'ensemble de la formation.
Dans les cas prévus aux a) et b), les agents conservent leur traitement.
Dans les cas prévus aux c) et d) du même article, les agents conservent leur traitement et l'intégralité de leurs indemnités et primes.
2. Actions de formation choisies par les agents en vue de leur formation personnelle.
Les agents ont la possibilité de demander :
a) une mise en disponibilité pour effectuer des études ou des recherches présentant un caractère d'intérêt général ;
b) un congé de formation professionnelle pour suivre, à leur initiative et à titre individuel, des formations distinctes du plan de formation de leur établissement.
Ce congé de formation ne peut être accordé que si l'agent a accompli au moins trois ans de services effectifs dans les établissements publics de santé.
L'agent qui a bénéficié d'un congé de formation reprend dans son établissement d'origine, au terme de son congé, un emploi correspondant à son grade. L'agent qui a obtenu un congé de formation perçoit, pendant une durée n'excédant pas douze mois pour l'ensemble de sa carrière, une indemnité mensuelle forfaitaire.
L'agent qui bénéficie d'un congé de formation financièrement pris en charge s'engage à rester dans les établissements énumérés à l'article 2 de la loi du 9 janvier 1986 susvisée pendant une période dont la durée est égale au triple de celle pendant laquelle il a perçu l'indemnité et, en cas de rupture de son engagement, à rembourser les indemnités qu'il a perçues pendant ce congé, proportionnellement au temps de service qu'il lui restait à accomplir en vertu de son engagement.
La formation est un droit et est devenue, pour les infirmières, une obligation (décret du 16 février 1993).
Chaque infirmière a le devoir de suivre l'évolution des techniques et de se former aux nouvelles thérapeutiques auxquelles elle participe.
Une infirmière qui accepterait, même sur prescription, d'effectuer un soin dont elle n'aurait pas fait l'apprentissage, pourrait, en cas de faute, être responsable pénalement des conséquences de cette faute.

Peut-on effectuer des fouilles sur le personnel à l'hôpital ?

A priori, non.

Les fouilles de personnel ne peuvent avoir lieu que dans des conditions très réglementées :

- les fouilles organisées par le directeur de l'établissement ne sont pas autorisées ;
- en cas de fouilles par la police judiciaire, la fouille corporelle est assimilée à une perquisition.

Elle est effectuée sur décision de l'autorité judiciaire compétente ou en cas de flagrant délit par un officier de police judiciaire, il en va de même pour les fouilles de sacs ou les fouilles de véhicules.

En cas de besoin, il peut être demandé aux agents en présence d'un représentant de l'administration d'accepter une fouille de son sac ou de son vestiaire. L'agent n'est pas obligé d'accepter mais, s'il accepte, la fouille est autorisée.

Le congé parental doit-il être pris obligatoirement au jour qui suit l'expiration du congé de maternité ou d'adoption ?

Non. Le congé parental peut être pris à tout moment jusqu'au troisième anniversaire de l'enfant à condition d'avoir été demandé dans les délais légaux.

30 LE TRAVAIL À TEMPS PARTIEL

Quels sont les droits d'une infirmière employée à temps partiel ?

Les infirmières à temps partiel ont les mêmes droits que celles employées à temps complet.
Les rémunérations sont proportionnelles au nombre d'heures effectuées par rapport au temps plein.

Dans le secteur public

Pour la détermination des droits à vacances et à formation, les périodes de travail à temps partiel sont assimilées à des périodes à temps plein.
Le travail à temps partiel peut avoir une durée variable égale à 50 %, 60 %, 70 %, 75 %, 80 % ou 90 % de la durée hebdomadaire du service à temps plein.
L'autorisation de service à temps partiel est donnée par périodes de six mois au moins et d'un an au plus. L'autorisation peut être renouvelée ; la demande doit être présentée au moins deux mois avant l'expiration de la période en cours.

Quels sont les congés auxquels a droit une infirmière employée à temps partiel ?

Elle a droit aux congés auxquels elle pourrait prétendre si elle travaillait à temps plein.

Une infirmière stagiaire peut-elle bénéficier d'un poste de travail à temps partiel ?

Oui, mais la durée du stage est augmentée.

Une infirmière non titulaire recrutée par contrat à durée déterminée peut-elle assurer un service à temps partiel ?

Oui, pour la durée du contrat restant à accomplir, c'est-à-dire de date à date.
Elle ne peut obtenir cette autorisation qu'après une période d'au moins un an de travail à temps complet et continu.

L'infirmière doit-elle motiver sa demande de travail à mi-temps ?

Dans le secteur public

Une infirmière n'est pas tenue de motiver sa demande de travail à mi-temps. Cependant, cette autorisation n'est pas obligatoirement accordée. Elle tient compte des nécessités de fonctionnement du service.

L'infirmière qui n'obtient pas satisfaction peut saisir la commission paritaire compétente à cet égard.

La commission est tenue de donner un avis.

Le directeur devra motiver sa décision s'il maintient son refus.

Une infirmière bénéficiant d'un régime de travail à temps partiel peut-elle réintégrer facilement un poste à temps plein ?

Oui, elle peut prétendre à sa réintégration de plein droit dans un poste à temps plein, mais cette réintégration n'est pas obligatoirement immédiate ; elle se fait dans la limite des postes disponibles.

Elle attendra la première vacance dans un emploi équivalent et sera maintenue dans son emploi à temps partiel jusque-là.

Elle peut, si elle le souhaite et si les crédits le permettent, augmenter sa quotité de travail à temps partiel, en accord avec la direction.

Le régime du travail à temps partiel se poursuit-il pendant un congé de maternité ?

Pendant les congés pour suites de couches, allaitement ou adoption, les agents à temps partiel retrouvent les mêmes droits que les agents à temps plein et perçoivent donc un traitement correspondant à un service à temps plein.

À l'issue de leur congé, les agents reprennent leur service à temps partiel.

Comment sont calculés les congés d'une infirmière qui travaille à temps partiel ?

Congés pour maladie

Durée : aucune différence avec une infirmière à temps plein, mais traitement à temps partiel.

Congés pour suites de couches, allaitement et adoption

La durée du congé est identique à celle dont bénéficient les agents à temps plein.
Le traitement perçu est celui d'une infirmière travaillant à temps plein.

Congés annuels

Il existe deux formules pour le calcul des congés annuels :
- lorsque le temps partiel s'effectue sur cinq jours de durée réduite et constante hebdomadaire, il est attribué une période de trente jours ouvrables par an ;
- lorsque le temps partiel s'effectue selon une répartition irrégulière, le calcul s'effectue à partir d'un capital annuel d'heures.

Jours fériés

Les jours fériés travaillés sont récupérés selon une durée égale à la durée du service effectué ces jours-là.

Autorisation d'absence

Leur durée est calculée en nombre d'heures et est proportionnelle à la quotité du travail effectué.
Les femmes enceintes peuvent bénéficier des aménagements d'horaires dans les mêmes conditions que leurs collègues à temps plein dans les cas où existent des difficultés de transport.

LA DISCIPLINE

Quelles sont les sanctions disciplinaires applicables aux infirmières du secteur public hospitalier ?

Celles prévues par l'article 81 de la loi du 9 janvier 1986 relative à la fonction publique hospitalière :
« Art. 81. Les sanctions disciplinaires sont réparties en quatre groupes :
- Premier groupe : l'avertissement, le blâme ;
- Deuxième groupe : la radiation du tableau d'avancement, l'abaissement d'échelon, l'exclusion temporaire de fonctions pour une durée maximale de quinze jours ;
- Troisième groupe : la rétrogradation, l'exclusion temporaire de fonctions pour une durée de trois mois à deux ans ;
- Quatrième groupe : la mise à la retraite d'office, la révocation.

Parmi les sanctions du premier groupe, seul le blâme est inscrit au dossier du fonctionnaire. Il est effacé automatiquement du dossier au bout de trois ans si aucune sanction n'est intervenue pendant cette période.
L'exclusion temporaire de fonctions, qui est privative de toute rémunération, peut être assortie d'un sursis total ou partiel. Celui-ci ne peut avoir pour effet, dans le cas de l'exclusion temporaire de fonctions du troisième groupe, de ramener la durée de cette exclusion à moins de trois mois.
L'intervention d'une sanction disciplinaire des deuxième ou troisième groupes pendant une période de cinq ans après le prononcé de l'exclusion temporaire entraîne la révocation de sursis. En revanche, si aucune sanction disciplinaire autre que l'avertissement ou le blâme n'a été prononcée durant cette même période à l'encontre de l'intéressé, ce dernier est dispensé définitivement de l'accomplissement de la partie de la sanction pour laquelle il a bénéficié du sursis.
Un décret fixe, pour chacune des sanctions du deuxième alinéa et du troisième groupe, les conditions et les délais à l'expiration desquels la mention des sanctions cesse de figurer au dossier du fonctionnaire. »

Quelles sont les sanctions disciplinaires applicables aux infirmières du secteur libéral ?

Elles sont définies par l'article L. 145-2 du Code de la Sécurité sociale.
« Art. L. 145-2. Les sanctions susceptibles d'être prononcées par le conseil régional ou par la section spéciale des assurances sociales du Conseil national de l'Ordre des médecins ou des chirurgiens-dentistes sont :

1° l'avertissement ;
2° le blâme, avec ou sans publication ;
3° l'interdiction temporaire ou permanente du droit de donner des soins aux assurés sociaux.
Dans le cas d'abus d'honoraires, le conseil régional et la section spéciale peuvent également prononcer le remboursement à l'assuré du trop-perçu, même s'ils ne prononcent aucune des sanctions ci-dessus prévues.
Les décisions devenues définitives ont force exécutoire. Elles doivent, dans le cas prévu au 3° du premier alinéa, ou si le jugement le prévoit, faire l'objet d'une publication par les soins des organismes de Sécurité sociale. »

Quelles sont les sanctions disciplinaires applicables aux infirmières du secteur privé ?

Dans le secteur à but non lucratif

Voir la Convention collective nationale du 31 octobre 1951.
« 16.10. – Conditions générales de discipline :
Les mesures disciplinaires applicables aux personnels des établissements ou services s'exercent sous les formes suivantes :
– l'observation ;
– l'avertissement ;
– la mise à pied, avec ou sans salaire, pour un maximum de trois jours ;
– le licenciement.
L'observation, l'avertissement et la mise à pied dûment motivés par écrit sont prononcés conformément au règlement intérieur de l'établissement déposé au greffe du tribunal d'instance en application de la législation en vigueur.
À sa demande, le salarié en cause sera entendu par l'employeur en présence du délégué du personnel ou d'une autre personne de son choix appartenant à l'entreprise
Toute sanction encourue par un salarié et non suivie d'une autre dans un délai maximal de deux ans sera annulée : il n'en sera conservé aucune trace.
Sauf en cas de faute grave, il ne pourra y avoir de mesure de licenciement à l'égard d'un salarié si ce dernier n'a pas fait l'objet précédemment d'au moins deux sanctions citées ci-dessus. »

Dans le secteur à but lucratif

Voir les conventions collectives en vigueur dans l'établissement.

Existe-t-il des dispositions qui permettent de sanctionner une infirmière en dehors des sanctions disciplinaires internes à un établissement ?

La loi du 21 décembre 2006 a institué un Ordre national des infirmiers :
« Art. L. 4312-1. – Il est institué un Ordre national des infirmiers groupant obligatoirement tous les infirmiers habilités à exercer leur profession en France, à l'exception de ceux régis par le statut général des militaires.
L'Ordre national des infirmiers veille au maintien des principes d'éthique, de moralité, de probité et de compétence indispensables à l'exercice de la profession d'infirmier et à l'observation, par tous ses membres, des devoirs professionnels ainsi que des règles édictées par le Code de déontologie de la profession d'infirmier.
Un Code de déontologie, préparé par le Conseil national de l'Ordre des infirmiers, est édicté sous la forme d'un décret en Conseil d'État. Les dispositions de ce code concernent les droits et devoirs déontologiques et éthiques des infirmiers dans leurs rapports avec les membres de la profession, avec les patients et avec les membres des autres professions de la santé. »
« Art. L. 4312-2. – L'Ordre national des infirmiers assure la défense de l'honneur et de l'indépendance de la profession d'infirmier. Il en assure la promotion.
Il peut organiser toutes œuvres d'entraide et de retraite au bénéfice de ses membres et de leurs ayants droit.
Il étudie les questions ou projets qui lui sont soumis par le ministre chargé de la Santé, concernant l'exercice de la profession. Pour ce faire, il peut consulter les associations professionnelles, les syndicats, les associations d'étudiants en soins infirmiers et toute association agréée d'usagers du système de santé.
En coordination avec la HAS, il participe à la diffusion des règles de bonnes pratiques en soins infirmiers auprès des professionnels et organise l'évaluation de ces pratiques.
Il participe au suivi de la démographie de la profession d'infirmier, à la production de données statistiques homogènes et étudie l'évolution prospective des effectifs de la profession au regard des besoins de santé.
Il accomplit ses missions par l'intermédiaire des conseils départementaux, des conseils régionaux et du Conseil national de l'Ordre. »

Un directeur d'hôpital peut-il suspendre une infirmière en cas de faute grave ?

La suspension est une mesure prise à titre provisoire. Elle est exceptionnelle.
En cas de faute grave, *« qu'il s'agisse d'un manquement à ses obligations professionnelles ou d'une infraction de droit commun »*, toute infirmière ayant le statut de fonctionnaire peut être suspendue par le directeur de l'établissement, qui doit saisir sans délai le conseil de discipline.
La situation de l'infirmière doit être réglée dans un délai de quatre mois.
Elle conserve son traitement pendant ce délai.
En cas de poursuites pénales, elle peut ne pas être rétablie dans ses fonctions à l'issue de ce délai.
Elle peut alors subir une retenue sur son salaire.
Cette retenue ne peut être supérieure à la moitié de sa rémunération (art. 30, loi n° 83-634 du 13 juillet 1983 portant droits et obligations des fonctionnaires).

Peut-on continuer d'exercer après une sanction pénale ?

Il est possible à un tribunal correctionnel de prononcer une interdiction professionnelle :
- soit à titre de condamnation alternative (l'article 131-6 du Code pénal prévoit que, lorsqu'un délit est puni d'une peine d'emprisonnement, une ou plusieurs peines privatives ou restrictives de droits peuvent être prononcées dont *« l'interdiction pour une durée de cinq ans au plus d'exercer une activité professionnelle ou sociale dès lors que les facilités que procure cette activité ont été sciemment utilisées pour préparer ou commettre l'infraction »*) ;
- soit à titre de peine complémentaire (art. L. 131-10 du Code pénal) :
  « Lorsque la loi le prévoit, un crime ou un délit peut être sanctionné d'une ou de plusieurs peines complémentaires qui, frappant les personnes physiques, emportent interdiction, déchéance, incapacité ou retrait d'un droit... ».
  Ces dispositions s'appliquent donc incontestablement à tous les agents, du médecin à l'agent hospitalier, travaillant dans le secteur public.
  Cependant, cette peine d'interdiction doit avoir été prévue par un texte pénal.

Comment éviter une interdiction professionnelle ?

Si l'interdiction professionnelle peut être prononcée par le tribunal correctionnel, il est possible de demander au tribunal, lors de l'audience, à être « relevé » de cette interdiction (art. 55-1 du Code pénal).
Si le tribunal a déjà prononcé la condamnation, il est aussi possible de demander ensuite, par une requête spéciale, à être relevé de cette interdiction (art. 551 du Code pénal et 703 du Code de procédure pénale). Dans les mêmes conditions que ci-dessus, il est possible d'éviter une publication de condamnation au bulletin n° 2 du casier judiciaire ou d'en être relevé (mêmes textes et art. 775-1 du Code de procédure pénale).
Mais, en aucun cas, le tribunal n'est tenu de faire droit à ces demandes, qu'il apprécie souverainement.

32 L'ABANDON DE POSTE

Dans quels cas considère-t-on qu'il y a abandon de poste ?

1. Le fait de quitter son service sans autorisation et sans motif.
2. Le fait de ne pas prendre son service après une absence pour congé, quelle que soit la nature du congé, et de ne pas avoir justifié de cette absence dans un délai de quarante-huit heures (par un certificat médical par exemple).
3. Le fait de ne pas déférer à une réquisition en cas de plan de grande urgence, plan blanc ou plan Orsec par exemple.
4. Dans le cadre de l'exercice du droit de grève, le fait de ne pas prendre son service alors que l'on a bien reçu une assignation du directeur.

Quelles sont les sanctions ?

En règle générale, en cas d'absence injustifiée, l'infirmière est mise en position de congé sans traitement ou de récupération de jours fériés.
L'absence peut être régularisée dans un délai de quarante-huit heures, par exemple par un certificat médical.
À défaut de justification dans un délai supérieur à quarante-huit heures et appréciée par le directeur, l'infirmière peut être considérée en abandon de poste.
Dans ce cas, l'infirmière perd les avantages de son statut et des garanties disciplinaires.
Le directeur peut prononcer une révocation sans réunir le conseil de discipline.
Cette décision est susceptible de recours devant les tribunaux administratifs qui apprécient, selon le contexte, s'il y a abandon de poste.

Peut-il y avoir réquisition en cas de grève à l'hôpital ?

Oui, mais dans des limites très précises.
Le droit de grève est reconnu par le préambule de la Constitution et aucune autorité, qu'il s'agisse de la direction de l'hôpital, du préfet ou de la police judiciaire, ne peut en priver un citoyen, sous prétexte qu'il serait infirmière ou médecin.
Mais doit être respecté un *« service hospitalier minimal »*, de telle sorte que les patients ne soient pas en péril et que les urgences soient assurées.
Le critère généralement retenu est que les autorités peuvent requérir (le préfet) ou assigner (le directeur de l'hôpital) le personnel nécessaire à assurer le fonctionnement des services équivalents à ceux du dimanche et des jours fériés.

Lorsque l'administration requiert plus d'agents qu'il n'est nécessaire pour assurer le fonctionnement du service un dimanche ou un jour férié, les réquisitions ainsi faites au-delà de ce qui est nécessaire sont annulées par les tribunaux administratifs (tribunal administratif d'Orléans le 1er juin 1973 et Conseil d'État le 7 janvier 1976), qu'il s'agisse d'actes du préfet ou du directeur de l'hôpital (assignation à poste, « interdiction de grève » [sic], etc.).

PARTIE XI

Les responsabilités

33 DÉFINITION

La responsabilité est le principe selon lequel chacun doit répondre des conséquences de ses actes (ou de n'avoir rien fait).

La responsabilité est aussi « l'obligation de réparer le dommage que l'on a causé par sa faute » (dictionnaire Le Robert).

La loi organise la façon dont chacun doit répondre des conséquences de ses fautes.

Que sont les dommages et intérêts ?

Tout d'abord, celui qui, par sa faute, a causé un dommage à autrui doit réparer le préjudice ainsi causé. Cette réparation, généralement par une somme d'argent (que l'on appelle alors dommages et intérêts), est le but de la responsabilité civile ou administrative.

Qu'est-ce qu'une peine ?

Celui qui, par ailleurs, a commis une faute visée par le Code pénal (et que l'on appelle alors une infraction : crime, délit, contravention) doit être puni.

La punition est prononcée au nom de la société par le tribunal, et il peut s'agir soit d'une peine d'emprisonnement, avec ou sans sursis, soit d'une peine d'amende, soit des deux à la fois. Cette peine est le but de la responsabilité pénale.

Pour nous résumer

Rappelons les points suivants.

- Responsabilité civile ou administrative = réparation (dommages et intérêts).
- Responsabilité pénale ou disciplinaire = punition (« peine » si responsabilité pénale, « sanction » si responsabilité disciplinaire).

Parfois, une même faute peut engager les deux types de responsabilités et même entraîner des dommages et intérêts, une peine et une sanction disciplinaire.

Exemple : une infirmière qui, en commettant une erreur grossière d'application d'une prescription, une erreur de dosage du produit..., cause la mort de son patient peut être poursuivie *pénalement* (infraction d'homicide involontaire punie d'une peine d'emprisonnement et/ou d'une peine d'amende), *disciplinairement* par l'hôpital ou par la clinique et *civilement* par la famille du patient qui va demander des dommages et intérêts pour le préjudice qu'elle a subi à la suite du décès de ce parent.

Quelles sont les différentes responsabilités ?

La responsabilité civile

Au sens étroit du mot, il s'agit de répondre d'un préjudice causé à autrui afin d'en assurer la réparation en cas de faute dans le secteur privé ou libéral.

La responsabilité administrative

Il s'agit d'assurer également la réparation d'un préjudice par le versement de dommages et intérêts en principe, en cas de défaut de fonctionnement du service public ou en cas de faute commise par un agent dans le secteur public, par exemple dans un établissement ou un service public. Il existe aussi des cas de responsabilité sans faute ou pour risque du service public.

La responsabilité pénale

Une sanction pénale en tant que punition d'un coupable est prononcée par un tribunal, au nom de la société tout entière, et il s'agira généralement d'une peine d'emprisonnement et/ou d'une peine d'amende, avec ou sans sursis. Accessoirement à une peine de prison, une peine d'interdiction d'exercice provisoire ou définitive peut être prononcée, de même qu'une peine d'interdiction de droits civils ou civiques.

La responsabilité disciplinaire

La punition prendra alors le nom de sanction, ou de sanction disciplinaire, et sera prononcée au nom de l'employeur (*exemple* : la clinique, l'hôpital) à l'encontre de l'employé.
Il pourra s'agir d'un avertissement, d'un blâme, etc., et même de la révocation ou de la mise à la retraite d'office, qui sont les sanctions disciplinaires les plus graves prévues par le statut du 9 janvier 1986.
La Sécurité sociale peut prononcer à l'encontre d'une infirmière libérale les sanctions prévues à l'article L. 145-2 du Code de la Sécurité sociale.
Enfin, l'Ordre infirmier peut aussi prononcer des sanctions disciplinaires à l'encontre d'une infirmière.

34

LES CONDITIONS DE LA RESPONSABILITÉ

Les conséquences de la faute

Sauf exception, ce n'est pas l'infirmière qui paie les dommages et intérêts.
Sauf dans des cas de fautes particulièrement graves, avoisinant la malveillance, l'infirmière n'aura pas à supporter « de sa poche » les dommages et intérêts accordés au patient ou à sa famille.
Ceux-ci seront normalement supportés, dans le secteur privé, par la compagnie d'assurances de la clinique ou, dans le cadre d'un service public, par la compagnie d'assurances de l'hôpital.
Une seule exception : dans le secteur libéral, c'est l'assurance de l'infirmière qui réglera les dommages-intérêts.
Mais sa faute a de lourdes conséquences.
Ce n'est pas pour autant que l'infirmière n'a pas de responsabilité civile.
En effet, l'infirmière doit garder à l'esprit que sa faute, outre qu'elle risque d'engager sa responsabilité pénale ou disciplinaire, occasionne, en cas de règlement de dommages-intérêts au patient ou à sa famille, de très importantes dépenses qui grèvent les finances de la clinique ou le budget de l'hôpital du fait du règlement d'importantes primes d'assurance. Il importe pour l'infirmière de savoir que, dès que sont réunies les trois conditions suivantes, les dommages et intérêts s'imposent.

Les trois conditions des réparations

La faute

Dès lors qu'une faute est prouvée, elle est de nature à engager une responsabilité.
Une faute n'est pas nécessairement une faute volontaire. Elle peut être involontaire par imprudence ou inattention, par exemple.
La tendance actuelle des tribunaux administratifs et du Conseil d'État est de faciliter l'indemnisation du préjudice pour acte de soins, car il est souvent difficile aux victimes de démontrer quelle faute a été commise.
C'est pourquoi, par exemple, il est désormais admis par les tribunaux :

- une responsabilité pour risque de l'établissement lors des accidents subis par les malades de psychiatrie ou occasionnés par eux, à l'occasion de sorties d'essai à titre thérapeutique ;
- une responsabilité pour faute présumée en cas d'infection nosocomiale *(« l'infection révèle qu'une faute a été commise »)* ;
- une responsabilité sans faute en cas de dommage anormalement grave et sans rapport avec l'état initial du patient.

Le préjudice

Celui-ci désigne, au pire, le décès du patient, sinon une blessure ou une prolongation ou une aggravation de sa maladie avec incapacité totale de travail, même de courte durée. Il n'est pas nécessaire que le préjudice ou la blessure soit grave pour qu'il y ait responsabilité : l'importance de la blessure ne change rien au principe de la responsabilité, mais modifie simplement le montant des dommages-intérêts qui seront accordés en réparation.

Le lien de cause à effet entre la faute reprochée et le préjudice subi par le patient ou par sa famille

Dès lors que ces trois conditions sont réunies, la responsabilité civile ou administrative s'impose.

L'indemnisation pour aléa thérapeutique

Depuis la loi du 4 mars 2002, en l'absence de faute reconnue, un patient peut obtenir réparation d'un préjudice grave sur la base de la notion « d'aléa thérapeutique ». En effet, hors le cas où leur responsabilité est encourue en raison d'un défaut d'un produit de santé, les professionnels de santé libéraux, ainsi que tout établissement, service ou organisme dans lesquels sont réalisés des actes individuels de prévention, de diagnostic ou de soins ne sont responsables des conséquences dommageables d'actes de prévention, de diagnostic ou de soins qu'en cas de faute.
Les établissements, services et organismes susmentionnés sont responsables des dommages résultant d'infections nosocomiales, sauf s'ils rapportent la preuve d'une cause étrangère.
Lorsque la responsabilité d'un professionnel, d'un établissement, service, organisme ou d'un producteur de produits n'est pas engagée, un accident médical, une affection iatrogène ou une infection nosocomiale ouvre droit à la réparation des préjudices du patient au titre de la solidarité nationale, lorsqu'ils sont directement imputables à des actes de prévention, de diagnostic ou de soins et qu'ils ont eu pour le patient des conséquences anormales au regard de son état de santé comme de l'évolution prévisible de celui-ci et présentent un caractère de gravité, fixé par décret, apprécié au regard de la perte de capacités fonctionnelles et des conséquences sur la vie privée et professionnelle mesurées en tenant compte notamment du taux d'incapacité permanente ou de la durée de l'incapacité temporaire de travail. L'indemnisation est obtenue selon une procédure spécifique définie dans la loi du 4 mars 2002.

35

LA RESPONSABILITÉ DE L'INFIRMIÈRE

Comment la responsabilité personnelle de l'infirmière peut-elle être mise en cause ?

Il faut, ici encore, distinguer la réparation et la punition.

Responsabilités pénale et disciplinaire

Pour ce qui concerne la responsabilité pénale ou disciplinaire, nul n'assumera à sa place la responsabilité de l'infirmière.
L'infirmière, comme tout citoyen, est susceptible de comparaître, par exemple, devant un tribunal correctionnel, dans le cas où elle aurait accidentellement causé le décès d'un patient dans l'exercice de ses fonctions. Il est donc illusoire de la part de certains médecins de dire à leur personnel infirmier : *« Je vous couvre. » « Nul n'est responsable pénalement que de son propre fait »*, telle est la règle du Code pénal (art. 121.1 du Code pénal).
Nul ne répond des fautes des autres. La peine sera infligée à l'infirmière elle-même.

Responsabilités civile et administrative

Normalement, l'infirmière ne les supporte pas. Pour ce qui concerne les dommages et intérêts (c'est-à-dire la responsabilité civile ou administrative selon que l'on est, dans le premier cas, dans le secteur privé du libéral ou, dans le second cas, dans le secteur public), l'infirmière sera rarement tenue de payer « de sa poche » les dommages et intérêts.

Dans le privé

Si l'infirmière travaille dans une clinique privée, les dommages et intérêts en cas de faute dans l'administration des soins seront, dans la plupart des cas, payés par la clinique ou, plus exactement, par la compagnie d'assurances de cette dernière, en qualité d'employeur de l'infirmière.

Dans le public

Si l'infirmière a causé une blessure ou le décès d'un patient dans le cadre d'un service public hospitalier, les dommages et intérêts seront en principe réglés par l'hôpital ou sa compagnie d'assurances, puisqu'il est interdit à un particulier de demander à un fonctionnaire ou à un agent public des dommages et intérêts en vertu des dispositions de l'article 11 de la loi du 13 juillet 1983.

Pour l'infirmière libérale

S'il s'agit d'une infirmière libérale qui a blessé un patient ou involontairement causé le décès de celui-ci, les dommages et intérêts seront acquittés par sa compagnie d'assurances : l'assurance est une obligation professionnelle de l'infirmière libérale.

En cas de malveillance

Ce n'est que dans le cas de fautes d'une toute particulière gravité, en particulier en cas de malveillance, que la clinique ou l'hôpital pourront se retourner contre l'infirmière.

Devant quel tribunal comparaît l'infirmière ?

De la même façon, normalement, l'infirmière ne comparaîtra jamais ni devant le tribunal administratif (c'est l'hôpital qui y comparaîtra) ni devant les juridictions civiles du tribunal de grande instance, sauf si elle est infirmière libérale (c'est la clinique ou sa compagnie d'assurances qui comparaîtront sauf en cas de faute « personnelle »).
En revanche, l'infirmière pourra comparaître, sans pouvoir être remplacée par quiconque, devant le juge d'instruction ou le tribunal correctionnel ou encore l'autorité disciplinaire, si sa responsabilité personnelle est mise en jeu.

L'infirmière doit-elle s'assurer ?

Il faut distinguer en assurance les régimes de responsabilité civile professionnelle des régimes de protection juridique.
L'intérêt d'un régime de responsabilité civile professionnelle est éventuellement d'assumer à la place de l'infirmière des dommages et intérêts auxquels elle serait condamnée ; sauf pour l'infirmière libérale, ce régime présente peu d'intérêt pour les infirmières salariées couvertes par l'assurance de l'établissement qui les emploie à moins qu'elles n'accomplissent des actes bénévoles à l'extérieur de l'établissement.
En revanche, l'assurance responsabilité civile est obligatoire pour l'infirmière libérale.
Un régime de protection juridique permet de prendre en charge, en cas de poursuite pénale personnelle, les frais de procédures, d'avocats et les frais annexes de contre-expertises, par exemple.
Ce régime peu onéreux ne manque pas d'intérêt aujourd'hui où nul n'est à l'abri d'une éventuelle poursuite.

Quelle différence existe-t-il entre la faute de service et la faute personnelle à l'hôpital ?

La faute de service

La faute de service est celle dont la réparation incombe à l'établissement.
Elle est définie par deux critères inséparables.
1. Elle est involontaire.
2. Elle est commise à l'occasion de l'exercice des fonctions.

La faute personnelle

La faute personnelle est la faute dont la réparation incombe personnellement à l'infirmière. Elle est très rare.
Elle se reconnaît dans trois cas distincts.
1. Elle est volontaire, intentionnelle, tout en étant commise au cours de l'exercice des fonctions.
Exemple : l'euthanasie.
2. Elle est commise en dehors de l'exercice des fonctions même si elle est involontaire.
Exemple : l'infirmière renverse une personne avec son véhicule personnel dans l'enceinte de l'hôpital. Elle est responsable.
3. Bien qu'involontaire et accomplie dans l'exercice des fonctions, elle est dite « lourde et inexcusable » si elle traduit une méconnaissance totale des devoirs professionnels.
Exemples : l'accomplissement d'actes médicaux dépassant la capacité professionnelle ; ne pas porter secours au malade à l'occasion d'un incendie.

Quelle est la responsabilité vis-à-vis de la clinique ou de l'hôpital ?

En cas, par exemple, de bris de matériel, la responsabilité civile et pénale de l'agent ne sera pas mise en cause, sauf s'il s'agit d'une malveillance.
Cependant, même en cas d'erreur ou de faute involontaire, une sanction disciplinaire peut toujours être envisagée.

36

LES TRIBUNAUX

Quels tribunaux ?

Qui juge la responsabilité pénale ?

La responsabilité pénale est jugée, selon la gravité de l'infraction commise, par trois juridictions différentes.
Il existe trois types d'infractions :
- les contraventions ;
- les délits ;
- les crimes.

1. *S'il s'agit d'une contravention* (*exemples* : infraction légère au Code de la route, coups et blessures involontaires sans incapacité totale de travail, etc.), l'affaire sera jugée par le tribunal de police.
2. *S'il s'agit d'un délit* (*exemples* : vol, escroquerie, attentat à la pudeur, homicide involontaire, avortement contraire à la loi de 1975, coups et blessures involontaires, violation du secret médical, etc.), l'affaire sera jugée par le tribunal correctionnel.
3. *S'il s'agit d'un crime* (*exemples* : assassinat, infanticide, empoisonnement, incendie volontaire, etc.), l'affaire sera jugée par la cour d'assises.

Qui juge la responsabilité civile ?

En ce qui concerne la responsabilité civile, celle-ci sera généralement jugée par le tribunal de grande instance.
Mais si la somme en jeu est inférieure à 10 000 euros, l'affaire sera simplement jugée par le tribunal d'instance. Enfin, particularité, dans le cas où il y a, pour la même faute, à la fois responsabilités pénale et civile, le tribunal correctionnel (s'il s'agit d'un délit) peut juger les deux responsabilités en même temps.

Qui juge la responsabilité administrative ?

La responsabilité administrative est toujours appréciée par le tribunal administratif.
S'il y a à la fois, pour la même faute, responsabilité administrative et responsabilité pénale, par exemple en cas d'erreur médicale ayant causé le décès d'un patient dans un service public hospitalier, il y aura alors deux procédures. Le tribunal correctionnel pourra prononcer une peine mais ne pourra pas juger de la responsabilité administrative qui est toujours appréciée par le seul tribunal administratif dans un second temps.

Qui juge la responsabilité disciplinaire ?

La responsabilité disciplinaire est appréciée par les commissions prévues aux statuts hospitaliers et les conventions collectives.
La sanction est normalement prononcée par le directeur (autorité investie du pouvoir de nomination).

Peut-on faire appel ?

Il est en principe toujours possible de faire appel.

Exceptions d'impossibilité d'appel

1. **Les verdicts de la cour d'assises**, qui sont rendus par un jury censé représenter le peuple français dans sa souveraineté, ne peuvent pas être rejugés par la cour d'appel et peuvent seulement faire l'objet d'un pourvoi en cassation, sur une question de vice de procédure.
2. **Les jugements du tribunal d'instance** ne peuvent pas non plus faire l'objet d'appel dans les affaires qui portent sur des sommes inférieures à 3 800 euros.

Sinon, toutes les autres décisions de justice peuvent être rejugées.

Instances prévues en appel

En ce qui concerne les jugements des tribunaux d'instance, de grande instance, de police et des tribunaux correctionnels, c'est la cour d'appel qui statuera.
En ce qui concerne le tribunal administratif, l'affaire sera rejugée par la cour d'appel administrative.
En ce qui concerne les sanctions disciplinaires : prononcées par l'autorité administrative, après avis de la commission administrative paritaire siégeant en conseil de discipline, la sanction peut faire l'objet d'un recours auprès du Conseil supérieur de la fonction publique hospitalière.
Dans le secteur privé, l'appel de la sanction se fait devant le Conseil des prud'hommes.

Homicide involontaire et coups et blessures involontaires

Ce sont les délits les plus souvent reprochés, à titre professionnel, au personnel infirmier.

Code pénal : art. 221-6 et 222-19

Les textes énoncent :
« Article 221-6 : Le fait de causer, par maladresse, imprudence, inattention, négligence ou manquement à une obligation de sécurité ou de prudence imposée par la loi ou les règlements, la mort d'autrui, constitue un homicide involontaire puni de trois ans d'emprisonnement et d'une amende de 45 000 euros. »
« Article 222-19 : Le fait de causer à autrui, par maladresse, imprudence, inattention, négligence ou manquement à une obligation de sécurité ou de prudence imposée par la loi ou les règlements, une incapacité totale de travail pendant plus de trois mois, est puni de deux ans d'emprisonnement et 30 000 euros d'amende. »
Il faut rappeler que la responsabilité pénale est personnelle :
« Nul n'est responsable pénalement que de son propre fait », article 121-1 du Code pénal.
Nul ne peut, même s'il s'agit du médecin, comparaître à la place de l'infirmière sous prétexte qu'il est son supérieur hiérarchique, si une faute lui est personnellement reprochée.
Dans ces conditions, les textes réglementaires (décrets, arrêtés, circulaires) ne constituent pour le juge d'instruction ou le tribunal correctionnel qu'un élément d'appréciation parmi beaucoup d'autres.
Les délits les plus souvent poursuivis pour des fautes commises dans l'exercice des fonctions et non volontaires sont les délits d'homicide involontaire et de coups et blessures involontaires ayant entraîné une incapacité totale de travail de plus de trois mois.
Ces délits seront appréciés dans les conditions et selon les distinctions prévues à l'article 121-3 du Code pénal.
Le juge d'instruction et le tribunal correctionnel raisonnent d'abord concrètement.
La responsabilité s'appréciera en réponse à des questions comme les suivantes.
- Qui aurait dû faire quoi ?
- Qui a fait quoi ? Avec quelle expérience ?
- Pourquoi, quand, comment ?
- S'agissait-il d'un acte de soins ou d'un acte médical ?
- Était-on en situation d'urgence ou non ?
- Qui composait l'équipe médicale et comment les tâches étaient-elles concrètement réparties ?

- Y a-t-il eu maladresse ou imprudence ou inattention ou négligence ou défaut d'adresse ou défaut de précaution ?
- De qui ? Pourquoi ?
- Y a-t-il eu inobservation des règlements ?
- Aviez-vous à faire ce que vous avez fait ?
- Qui vous l'avait demandé ?
- Le patient a-t-il couru un risque supplémentaire ?
- Le patient a-t-il perdu une chance de survie ou d'être mieux soigné ?

Qui vous couvre ?

Devant le juge d'instruction et le tribunal correctionnel, personne ne peut vous couvrir. Personne n'ira en prison, ni ne paiera une amende à votre place.
La responsabilité pénale est individuelle et dépend des réponses aux questions comme celles qui sont énumérées ci-dessus.

Les conditions de culpabilité

Pour que les articles 221-6 et 222-19 soient applicables, il faut donc que trois conditions soient réunies.
1. Une faute involontaire
La liste en est donnée par les textes, à savoir maladresse, imprudence, inattention, négligence, défaut d'adresse, défaut de précautions, inobservation des règlements et, enfin, manquement à une obligation de sécurité ou de prudence imposée par la loi ou les règlements.
2. Un préjudice important pour le patient
Il s'agira soit d'une blessure ou d'une aggravation de sa maladie causant une ITT de plus de trois mois, soit du décès du patient.
3. Un lien de cause à effet
Il faut que l'accusation démontre que c'est bien votre faute involontaire qui a causé le préjudice en cause. La preuve en incombe au procureur de la République ou, éventuellement, à la partie civile.
Il faut que ce lien de cause à effet soit prouvé avec certitude.
L'importance de l'expertise, généralement confiée au médecin-expert, est sur ce point déterminante puisqu'il s'agira, par exemple, des effets d'une prescription mal exécutée, d'une erreur de prescription, d'une manipulation défectueuse, etc.

Le délit non intentionnel

L'article 121-3 du Code pénal dispose :
« que la loi le prévoit, en cas de faute d'imprudence, de négligence ou de manquement à une obligation de prudence ou de sécurité prévue par la loi ou le règlement, s'il est établi que l'auteur des faits n'a pas accompli les diligences normales compte tenu, le cas échéant, de la nature de ses missions ou de ses fonctions, de ses compétences ainsi que du pouvoir et des moyens dont il disposait.
Dans le cas prévu par l'alinéa qui précède, les personnes physiques qui n'ont pas causé directement le dommage, mais qui ont créé ou contribué à créer la situation qui a permis la réalisation du dommage ou qui n'ont pas pris les mesures permettant de l'éviter, sont responsables pénalement s'il est établi qu'elles ont soit violé de façon manifestement délibérée une obligation particulière de prudence ou de sécurité prévue par la loi ou le règlement, soit commis une faute caractérisée et qui exposait autrui à un risque d'une particulière gravité qu'elles ne pouvaient ignorer. »

La jurisprudence

Erreurs médicamenteuses, homicides involontaires et condamnations infirmières.
Les erreurs médicamenteuses sont une cause majeure de condamnations dans la profession infirmière.

Cas n° 1 – Tours, TGI, 2012

Mai 2006, hôpital de Tours, une infirmière débutante âgée de 24 ans injecte 100 mg au lieu de 20 mg d'un médicament de chimiothérapie. L'enfant, atteinte d'une leucémie particulièrement grave, suite à *« une insuffisance cardiaque sévère »* en raison du surdosage est décédée quelques semaines plus tard.
L'infirmière, poursuivie **pour homicide involontaire**, avait reconnu les faits. La procureure avait souligné la faute de l'infirmière mais avait aussi fait part de ses doutes quant à **l'organisation du service hospitalier**. Lors du drame, aucun médecin n'était présent pour superviser le protocole de soins. L'infirmière a été condamnée à un an de prison avec sursis.

Cas n° 2 – Nancy, TGI, 2011

Après une opération de greffe de rein, un patient de 47 ans avait reçu par erreur une perfusion de chlorure de sodium à 30 %, alors qu'il lui était prescrit un dosage à 0,6 % en 2005. Il était décédé quelques heures plus tard.
L'information judiciaire avait établi que les deux produits aux dosages différents étaient rangés au même endroit, côte à côte, dans le service de néphrologie où ils n'auraient pas

dû se trouver. La personne chargée du rangement avait reconnu devant le magistrat instructeur qu'elle avait « pu se tromper ».
L'enquête avait en outre établi que l'aide-soignante et l'infirmière en cause n'avaient pas vérifié le flacon avant la perfusion, induites en erreur par des étiquettes très proches. « À cause de l'habitude, de l'estime entre personnels, les aides-soignantes ont pu être amenées à aider le travail des infirmières, en sortant de leurs strictes attributions », avait admis le directeur du CHU.
Le tribunal correctionnel a condamné l'infirmière à deux mois de prison avec sursis et le CHU à 50 000 euros d'amende également assortie du sursis.

Cas n° 3 – Hôpital de Marmande, 2013

Une jeune fille de 16 ans décède le 9 septembre 2008. Élève en BEP services à la personne, elle avait très mal au dos et était allée consulter aux urgences du centre hospitalier de Marmande. Arrivée à 13 h 30. Elle y décédera à 23 h 30.
D'après le médecin qui l'avait examinée, elle souffrait d'une sciatique. Le médecin avait prescrit un antalgique pour calmer la douleur et un antinauséeux, un « Primperan » pour supporter le calmant. Lorsque l'infirmière procède à l'injection de Primpéran, l'adolescente peine à respirer, sa pression artérielle et son rythme cardiaque augmentent fortement. Elle présente les symptômes d'un œdème pulmonaire massif. Elle perd conscience et décède. À la place de l'antiémétique, la patiente a reçu un vasoconstricteur, à une dose 25 fois supérieure à la dose thérapeutique. L'enquête révèle une série de négligences ; seront mis en cause un recrutement discutable, une affectation de la jeune infirmière inexpérimentée à deux boxes de patients par défaut de personnel, alors qu'il était prévu qu'elle soit doublée au moins une semaine, d'où son état de « panique » depuis son premier jour qualifié par les experts comme une incapacité à réaliser « des gestes simples courants que tout infirmier doit avoir acquis à la fin de sa formation », un désordre dans le rangement des médicaments, et le comble, une équipe confrontée au double refus d'un hôpital de Bordeaux d'admettre en urgence la patiente en détresse vitale. Alors qu'il aurait suffi de regarder et plonger la main dans la poubelle des urgences pour trouver que ce que la patiente avait reçu, médecins et infirmières confondus, neuf personnes, « personne n'a eu le réflexe de prendre la boîte et de la vider », selon la présidente du tribunal. L'expertise médicale, complète et précise, indique pourtant que si le produit injecté avait été identifié, **cela aurait préservé « une possibilité de survie »**. C'est « un acte isolé dans une succession de négligences » selon le ministère public. Tout en notant l'« accumulation de négligences », le tribunal a retenu la culpabilité de l'infirmière considérée comme étant « à l'origine directe du décès ». Elle n'a en effet pas procédé à la vérification ultime qui lui incombait avant de procéder à l'injection, celle du nom du médicament, de sa présentation et date de péremption et de son dosage. Le tribunal a condamné l'infirmière à huit mois de prison avec sursis.

La non-assistance à personne en danger (ou omission de porter secours)

Quel est le texte ?

L'article 223-6 du Code pénal énonce :
« Sera puni... d'un emprisonnement de cinq ans et d'une amende de 75 000 euros quiconque s'abstient volontairement de porter à une personne en péril l'assistance que, sans risque pour lui, ni pour des tiers, il pouvait lui prêter, soit par son action personnelle, soit en provoquant un secours. »
Cette obligation, comme tous les textes du Code pénal, s'applique à tous les citoyens, dans leur vie privée comme dans leur vie professionnelle.

S'applique-t-il aux médecins et aux infirmières ?

Compte tenu de leur rôle, de leur métier, de leur place dans les sociétés, ce texte s'applique en particulier aux médecins et aux infirmières dans toutes les circonstances de leur vie professionnelle ou personnelle.
Exemples
Aucune règle administrative, aucune circulaire de quelque sorte que ce soit, aucun règlement non plus, interdisant aux médecins et/ou aux infirmières d'un service d'urgences de quitter leur service, ne peuvent être opposés à l'application de ce texte, par exemple s'ils apprennent qu'à proximité de l'hôpital une personne a été grièvement blessée par un accident de voiture.
Il peut être fait application de ce texte, par exemple, dans certaines situations d'urgence. Ainsi, un chirurgien qui ne pratiquerait pas, alors qu'il en a les moyens, sur un enfant en situation de grave péril, l'intervention urgente qui s'impose sous prétexte qu'il ne dispose pas de l'autorisation des parents, qui n'ont pu être joints, pourrait se voir appliquer les punitions prévues par l'article 223-6.
De même, le délit de l'article 223-6 est commis par le médecin qui s'abstient volontairement de se rendre auprès d'un malade en danger de mort ou qui s'abstient de soigner un nouveau-né qu'il considère comme non viable, ou qui s'abstient de s'assurer par lui-même de la gravité du péril qui lui est signalé, ou qui refuse de recevoir le malade dans sa clinique, etc.

S'applique-t-il aux prescriptions erronées ?

De même, le pharmacien qui néglige d'avertir immédiatement le médecin traitant de l'erreur commise dans la délivrance d'un produit dangereux commet le délit d'omission de porter secours.

Par analogie, certains pourraient considérer que l'infirmière qui ne signale pas au médecin une prescription qui, par expérience, lui apparaît erronée et périlleuse pour le malade pourrait se voir reprocher cette infraction et être punie de ce fait.

Les témoins de Jéhovah

Concernant les témoins de Jéhovah, il est jugé depuis 1954, et confirmé depuis, que les parents qui, en raison de leurs convictions religieuses, s'abstiennent d'appeler un médecin pour soigner leur enfant gravement malade se rendent coupables de l'omission de porter secours.

Il appartient, dans ce cas précis, au médecin, pour ne pas encourir la même sanction, de pratiquer le traitement ou l'intervention qui lui paraît nécessaire pour sauver l'enfant du péril qui le menace, même contre l'interdiction religieuse des parents.

De même, l'infirmière doit pratiquer les gestes de sauvegarde et d'urgence, et éventuellement le protocole s'il en existe un, dans l'attente du médecin qu'elle n'aura pas manqué de prévenir.

Le dénigrement des prescriptions est-il un délit ?

Oui.

Le dénigrement d'un médecin par des confrères ou des auxiliaires médicaux peut être poursuivi au titre de la diffamation, de même que le dénigrement de prescription.

L'exercice illégal

L'exercice illégal de la médecine

L'exercice illégal de la médecine est un délit.

L'article L. 4161-1 du CSP énonce en particulier :

« Exerce illégalement la médecine [...] toute personne qui prend part habituellement ou par direction suivie, même en présence d'un médecin, à l'établissement d'un diagnostic ou au traitement de maladies, ou d'affectations chirurgicales, congénitales ou acquises, réelles ou supposées, par actes personnels, consultations verbales ou écrites ou par tous autres procédés sans être titulaire d'un diplôme, certificat ou autre titre exigé pour l'exercice de la profession de médecin. »

Il est précisé que les infirmiers qui agissent comme aides d'un docteur en médecine, ou que ce docteur place auprès de ses malades, ne peuvent pas être considérés comme délinquants.

En d'autres termes, le fait d'agir à la demande d'un médecin titré n'est normalement pas un exercice illégal de la médecine.
Le délit d'exercice illégal de la médecine est puni d'une peine d'amende et/ou d'un emprisonnement de six jours à six mois. Signer des ordonnances à la place d'un médecin peut constituer le délit d'exercice illégal de la médecine et celui de faux en écriture. Prescrire des traitements sans prescription médicale, notamment en matière de traitements antimitotiques (posologies médicales incomplètes ou imprécises), de calmants inscrits aux tableaux, de vaccination, est un exercice illégal de la médecine.

L'exercice illégal de la profession d'infirmière

L'exercice illégal est réprimé par les articles L. 4314-1 à 7 du CSP. Il est puni d'une peine d'amende et de prison.
De même, le port illégal d'insigne ou l'usage d'un faux diplôme et de faux documents sont réprimés par l'article 433-15 du Code pénal.
En outre, l'article 433-17 du Nouveau Code pénal puni d'un an d'emprisonnement et de 15 000 euros d'amende l'usage, sans droit, d'un titre attaché à une profession réglementée ou d'un diplôme officiel.

Notion de mise en danger de la personne

Article 223-1 du Code pénal : « Le fait d'exposer directement autrui à un risque immédiat de mort ou de blessures de nature à entraîner une mutilation ou une infirmité permanente par la violation manifestement délibérée d'une obligation particulière de sécurité ou de prudence imposée par la loi ou le règlement est puni d'un an d'emprisonnement et de 15 000 euros d'amende ».

Notion de diligence normale

Article 121-3 du Code pénal : « Lorsque la loi le prévoit, il y a délit en cas d'imprudence, de négligence ou de mise en danger de la personne d'autrui sauf si l'auteur des faits a accompli les diligences normales compte tenu de la nature de ses missions ou de ses fonctions, de ses compétences ainsi que du pouvoir et des moyens dont il disposait. »

Les obligations pénales de matériovigilance

Article L. 5461-2 du CSP (L. 94-43 du 18 janvier 1994, art. 28) : « Le fait, pour le fabricant, les utilisateurs d'un dispositif et les tiers ayant eu connaissance d'un incident ou d'un risque d'incident mettant en cause un dispositif médical ayant entraîné ou susceptible d'entraîner la mort ou la dégradation grave de l'état de santé d'un patient, d'un utilisateur ou d'un tiers, de s'abstenir de le signaler sans délai à l'autorité administrative est puni d'un emprisonnement de quatre ans et d'une amende de 75 000 euros ou de l'une de ces deux peines seulement. »

Le harcèlement moral

L'article 222-33-2 du Code pénal dispose :
« Le fait de harceler autrui par des agissements répétés ayant pour objet ou pour effet une dégradation des conditions de travail susceptible de porter atteinte à ses droits et à sa dignité, d'altérer sa santé physique ou mentale ou de compromettre son avenir professionnel, est puni d'un an d'emprisonnement et de 15 000 euros d'amende. »
En outre, la loi du 13 juillet 1983 portant droits et obligations des fonctionnaires est complétée :
« Art. 6 *quinquies*. Aucun fonctionnaire ne doit subir les agissements répétés de harcèlement moral qui ont pour objet ou pour effet une dégradation des conditions de travail susceptible de porter atteinte à ses droits et à sa dignité, d'altérer sa santé physique ou mentale ou de compromettre son avenir professionnel.
Aucune mesure concernant notamment le recrutement, la titularisation, la formation, la notation, la discipline, la promotion, l'affectation et la mutation ne peut être prise à l'égard d'un fonctionnaire en prenant en considération :
1° Le fait qu'il ait subi ou refusé de subir les agissements de harcèlement moral visés au premier alinéa ;
2° Le fait qu'il ait exercé un recours auprès d'un supérieur hiérarchique ou engagé une action en justice visant à faire cesser ces agissements ;
3° Ou bien le fait qu'il ait témoigné de tels agissements ou qu'il les ait relatés.
Est passible d'une sanction disciplinaire tout agent ayant procédé aux agissements définis ci-dessus.
Les dispositions du présent article sont applicables aux agents non titulaires de droit public. »

Extrait de jugement. Responsabilité pénale : enfant atteint d'une bronchiolite décédé à l'hôpital

TGI de Paris, 3 septembre 2003, Affaire hôpital Trousseau (responsabilité pénale : enfant atteint d'une gastro-entérite aiguë décédé à l'hôpital). Condamnations pénales en chaîne : AS, IDE, cadre, interne, chef de service, directrice des soins, directrice d'hôpital.

Jugement (extraits)

À retrouver en intégralité sur le site :
http://basedaj.aphp.fr/daj/public/index/print/id_theme/32/id_fiche/7696

[...]

RAPPEL DES FAITS

A) Sur l'hôpital Trousseau

L'hôpital Trousseau est un « hôpital pédiatrique », c'est-à-dire selon les propres termes du Professeur C., chef du service de réanimation pédiatrique et président du Comité consultatif médical de cet établissement (audition du 22 juin 2000 – côte D 134) comme étant constitué de services de « pédiatrie avec une orientation de sur-spécialité ». De ce fait, tous les médecins qui y travaillent sont, au regard du Conseil national de l'Ordre des médecins, « spécialistes en pédiatrie ».
L'admission d'un enfant dans un Service est déterminée, premièrement en fonction de la pathologie, puis de la place disponible et enfin de son âge puisque toutes les chambres ne sont pas équipées en berceaux.
Le tribunal relève d'ailleurs que les fiches techniques relatives aux admissions dans les différents services de l'hôpital Trousseau (côte D 136) qui sont des marqueurs d'activité démontrent que chaque service traite, hormis sa spécificité propre, d'autres pathologies. Ainsi, le service de gastro-entérologie est amené, dans des proportions faibles, à traiter les affections de l'appareil respiratoire et le service de pneumologie de son côté traite dans des proportions également faibles des affections du tube digestif.

B) Sur la chronologie de la prise en charge de l'enfant Olivier A. né le 19 juin 1997

Olivier A. après avoir connu, comme beaucoup d'enfants, des épisodes de bronchiolites en novembre 1997 et février 1998, tous traités à domicile, présentait fin janvier 1999 un nouvel épisode de bronchiolite accompagné d'une crise d'asthme. Sur l'initiative de son pédiatre, le docteur C., l'enfant était hospitalisé en urgence dans le service de pneumologie du professeur T. à l'hôpital Trousseau le 26 janvier 1999 à 11 h 30.
Le 29 janvier 1999, après une contre-visite du docteur T. qui s'est déroulée en fin de journée, Olivier quittait le service vers 18 h avec un traitement à domicile et 6 séances de kinésithérapie à effectuer.
Son état de santé ne s'améliorant pas, sa mère appelait SOS Médecins dans la soirée du 1er février 1999. Ce praticien diagnostiquait une gastro-entérite aiguë et prescrivait un traitement dont l'efficacité apparemment toute relative amenait sa mère, en présence de nombreux vomissements, à appeler le SAMU qui transférait Olivier A. à 22 h 28 aux urgences de l'hôpital Trousseau, unité qui était sous la responsabilité du professeur B. :

son admission était alors justifiée par une intolérance alimentaire totale, une déshydratation et un probable malaise vagal.

Le 2 février 1999, alors que l'on pouvait s'attendre à ce que l'enfant soit transféré des lits d'urgence au service de gastro-entérologie du professeur G., il était dirigé vers le service de pneumologie du professeur T.

D'après la déposition de Madame S., cadre infirmier au sein du service du professeur T., Olivier n'avait pu être admis au service de gastro-entérologie car il n'y avait plus de place disponible ; le tribunal relève cependant que l'enfant y avait déjà été hospitalisé les jours précédents et avait son dossier dans le service de pneumologie où il arrivait le mardi 2 février 1999 à 13 h 30, alors que son arrivée était programmée pour la fin de la matinée.

Il était pris en charge par deux personnes :

- Madame P., infirmière de garde arrivée dans ce service prenant le relais de Madame V., infirmière de jour ;
- Mademoiselle G., résidente, en troisième cycle de formation, qui modifie le traitement proposé par le praticien hospitalier des urgences, puisqu'elle maintient un repos digestif.

Dans la nuit du mardi 2 février au mercredi 3 février 1999, Olivier était pris en charge à partir de 21 h par l'infirmière de veille, W., qui se souvenait avoir changé fréquemment l'enfant.

Le mercredi 3 février 1999, il est pris en charge par l'infirmière puéricultrice D., présente à partir de 7 h, qui le pèse.

Le mercredi 3 février 1999, à 11 heures, Mlle G. examinait longuement l'enfant en présence de l'externe Mlle S. Au vu de l'amélioration de l'enfant, G. prescrivait une diminution du débit de la perfusion et la reprise de l'alimentation avec régime anti-diarrhéique, la prise de Smecta et une radiographie pulmonaire.

Le mercredi 3 février 1999, vers 12 h/12 h 30, D. constatait l'arrêt accidentel de la perfusion qu'elle signalait d'abord à l'externe puis à Mlle P., qui demandait des instructions à Mlle G. qui prescrivait l'arrêt de la perfusion sans avoir revu l'enfant qui se trouvait alors au service de radiologie ; étant souffrante, elle quittait son service mais apparemment ne donnait aucune instruction relative à une surveillance particulière de l'enfant.

La mère était présente toute l'après-midi et dans la soirée jusqu'à 23 h. Elle s'occupait des soins immédiats de l'enfant. Elle constatait que les selles étaient abondantes, que l'enfant présentait des tremblements et des marbrures mais ni l'interne de garde, ni le chef de clinique ne devaient voir l'enfant. La mère soutenait s'être manifestée auprès des infirmières, J. et S., et de l'aide soignante N. Elle quittait le service vers 23 h 30.

À 5 h 30, N. constatait que l'état de l'enfant s'était dégradé et appelait S. et J. ; l'interne de garde, M., appelé auprès de l'enfant, constatait que celui-ci se trouvait en état de choc : à 5 h 45, le docteur C. et l'infirmier A., tous deux du service réanimation prenaient en charge Olivier qui faisait un arrêt cardiaque de 25 minutes ; ils décidaient son transfert à 6 h 40 dans le service de réanimation du professeur C. L'enfant présentait dès ce moment des signes d'anoxie cérébrale gravissimes. Dès le 5 février 1999, les électro-encéphalogrammes étaient plats. Il décédait le 10 février 1999 à 12 h 30. L'autopsie réalisée le 1er mars 1999 concluait que la cause immédiate de l'arrêt cardiaque était vraisemblablement une inhalation massive ayant entraîné un bronchospasme.

[...]

38 LE CASIER JUDICIAIRE

Que comporte-t-il ?

Essentiellement :
- les condamnations pénales ;
- les sanctions disciplinaires prononcées par un tribunal ou par l'autorité administrative lorsqu'elles conduisent à une interdiction professionnelle ou civique ;
- les jugements prononçant la faillite personnelle ou une interdiction d'exercer une profession commerciale ;
- les jugements retirant, totalement ou partiellement, l'autorité parentale ;
- les arrêtés d'expulsion contre les étrangers.

Sous quelle forme se présente-t-il ?

Sous la forme de bulletins informatiques, nominatifs, donnant la liste des décisions ci-dessus se rapportant à l'état civil de la personne en question, les références de ces décisions et leur très bref résumé ou, s'il n'y a pas de décision pour la personne en question, la mention « Néant ».

Qui y a accès ?

Cet accès est très réglementé et très strictement réservé.
Il y a trois sortes de bulletins, plus ou moins complets, numérotés de un à trois.
Si vous voulez vous procurer le bulletin numéro 3 qui vous concerne, vous devez vous adresser au Casier judiciaire national, 44079 Nantes cedex.

Le bulletin numéro 1

C'est le relevé complet.
Il est strictement réservé aux autorités judiciaires.
Il est toujours joint au dossier d'un prévenu qui doit être jugé par un tribunal correctionnel.
Il existe un bulletin particulier, dit « circulation », qui concerne les relevés des infractions au Code de la route et qui est joint au dossier du tribunal de police qui doit juger l'infraction au Code de la route.

Le bulletin numéro 2

Il ne comporte essentiellement que les condamnations pour crimes et délits qui n'ont pas été effacées soit par un sursis qui est venu à échéance, soit par une réhabilitation, soit par une dispense de peine.

Un tribunal peut, lorsqu'il prononce une condamnation, exclure sa mention au bulletin numéro 2.
Ce bulletin est en particulier accessible aux administrations, par exemple lorsqu'un candidat postule pour un emploi public.

Le bulletin numéro 3

Il ne comprend que les condamnations les plus importantes figurant sur le bulletin numéro 2 et, en particulier, celles pour crimes et délits de plus de deux ans fermes. C'est le bulletin que peut demander la personne qu'il concerne, mais en aucun cas un tiers.

Quel est l'effet d'une loi d'amnistie ?

Les condamnations pénales et les sanctions disciplinaires amnistiées par une loi sont normalement effacées du casier judiciaire.
De même, une sanction disciplinaire amnistiée par une loi doit être effacée du dossier de l'agent.
En revanche, si la peine ou la sanction sont amnistiées, les éventuels dommages et intérêts accordés à la victime doivent être payés à celle-ci, car il ne s'agit pas d'une peine ou d'une sanction mais d'une réparation.

Comment éviter une publication de condamnation au bulletin numéro 2 du casier judiciaire ?

Il faut le demander au tribunal, qui en aucune manière n'est tenu de faire droit à cette demande qu'il apprécie souverainement.
Cela peut être demandé de deux façons :
- soit à l'audience au cours de laquelle le tribunal correctionnel examine l'affaire (art. 55-1 du Code pénal et article 775-1 du Code de procédure pénale) ;
- soit par une requête spéciale après le jugement (mêmes articles que ci-dessus et art. 703 du Code de procédure pénale).

Cette requête doit normalement être adressée au procureur de la République auprès du tribunal qui a rendu la décision ou au procureur général auprès de la cour d'appel ou de la chambre d'accusation qui a rendu la décision.
Les faits contraires à l'honneur ou à la probité ne sont pas amnistiés.

ANNEXES

Pour les annexes, nous vous invitons à vous rendre sur notre site internet www.espaceinfirmier.com, rubrique « Livres », puis « Compléments d'ouvrages », où sont détaillés les éléments suivants :

- ANNEXE 1 – CSP Article R. 4311-1
- ANNEXE 2 – Droits des patients
- ANNEXE 3 – CSP Article R. 4312-1
- ANNEXE 4 – Organisation de certaines professions paramédicales
- ANNEXE 5 – Code de déontologie de l'infirmière
- ANNEXE 6 – Circulaire sur la transfusion
- ANNEXE 7 – Formulaire de signalement des incidents ou risques d'incidents
- ANNEXE 8 – Décret n° 2002-637 du 29 avril 2002
- ANNEXE 9 – Protocole national sur la contraception d'urgence en milieu scolaire
- ANNEXE 10 – Jugement du TGI, Paris, 3 mars 2003, Affaire Olivier A. (Responsabilité pénale – enfant atteint d'une bronchiolite décédé à l'hôpital)
- ANNEXE 11 – Circulaire DHOS 2000/609 du 15 décembre 2000 relative à la violence en établissement de santé

LEXIQUE

A

Accusé : Personne qui comparaît devant une cour d'assises pour être jugée des charges de crime qui existent contre elle ; l'accusé, tant qu'il n'a pas été définitivement condamné, bénéficie de la présomption d'innocence.

Acquittement : Décision par laquelle une cour d'assises déclare l'accusé non coupable.

Amende : Peine prononcée sous forme de sommes d'argent payées à l'État.

Appel : Recours pour qu'une affaire déjà jugée soit entièrement rejugée.

Arrêt : Décision rendue par une cour (sauf la cour d'assises) ou par le Conseil d'État.

Arrêté : Texte réglementaire pris par une autorité administrative (municipalité, préfet...).

Assignation : 1. Acte d'huissier destiné à engager un procès devant un tribunal civil. 2. Réquisition faite par le directeur de l'hôpital en cas de grève.

Audience : Séance au cours de laquelle est examinée une affaire par un tribunal ou par une cour.

C

Cassation : *Voir* Cour de cassation.

Chambre d'accusation : La chambre d'accusation est essentiellement chargée d'examiner en appel les décisions du juge d'instruction ou d'examiner une affaire avant qu'elle ne soit jugée par la cour d'assises.

Circulaire : Texte à vocation réglementaire, pris par une autorité administrative, qui s'impose aux services dépendant de cette autorité mais qui n'est opposable aux tiers que si elle a été publiée.
Exemple : une circulaire du ministère de la Santé s'impose au personnel des services publics hospitaliers mais n'est opposable aux patients admis dans ces services que s'ils en ont eu connaissance.

Citation : Nom pris par une assignation devant certains tribunaux (tribunal d'instance, tribunal correctionnel, etc.).

Citation directe : Nom pris par une assignation délivrée à la demande du parquet ou à la demande de la partie civile contre une personne qui va comparaître devant le tribunal correctionnel sans qu'il y ait eu d'instruction.

Code : Recueil de textes de lois et de règlements formant un ensemble cohérent.
Exemple : Code civil depuis 1804, Code pénal, Code de commerce, etc.

Commission d'office : Désignation d'un avocat par le bâtonnier de l'Ordre des avocats pour assister une personne qui n'en a pas choisi.

Commission rogatoire : Décision d'un juge d'instruction qui, généralement, donne mandat et mission à un service de police afin de procéder à certaines recherches ou pour interroger certaines personnes.

Conseil d'État : C'est la plus haute juridiction de l'ordre administratif. C'est, globalement, la Cour de cassation des tribunaux administratifs et des cours d'appel administratives. Par ailleurs, le Conseil d'État juge directement les décrets qui sont critiqués. Enfin, le Conseil d'État joue auprès du gouvernement un rôle consultatif important pour l'établissement des projets de loi ou la rédaction des décrets.

Conseil des prud'hommes : Tribunal chargé d'apprécier les litiges individuels entre les salariés et leurs employeurs, composé paritairement d'employeurs et de salariés.

Constitution : Avec un « C » majuscule, texte qui régit l'organisation des pouvoirs publics dans un pays démocratique ; à l'heure actuelle, les pouvoirs publics en France sont régis par la Constitution du 4 octobre 1958, qui a institué ce que l'on a coutume d'appeler la « Ve République ».

Constitution de partie civile : Acte par lequel un témoin ou un tiers déclare, soit en cours d'instruction soit devant le tribunal correctionnel, qu'il demandera des dommages et intérêts pour la réparation du préjudice que lui a causé l'infraction dont il est victime.

Contravention : Infraction généralement punie d'une peine d'emprisonnement inférieure ou égale à deux mois et/ou d'une peine d'amende inférieure ou égale à 915 euros.

Cour d'appel : Cour chargée de rejuger les affaires déjà jugées par les tribunaux.

Cour d'assises : juridiction chargée de juger les crimes, composée généralement de trois magistrats et de neuf jurés tirés au sort ; la cour d'assises a parfois, en matière de terrorisme, une composition spéciale de sept magistrats.

Cour de cassation : Cour chargée de juger l'application du droit faite par les cours d'appel ou les cours d'assises et, dans certains cas très exceptionnels, lorsqu'il n'y a pas d'appel, par les tribunaux d'instance, tribunaux des affaires de Sécurité sociale, etc.

Crime : Infraction de la plus grave catégorie, punie généralement de peines supérieures à cinq ans de prison.
Exemples : assassinat, viol, séquestration, incendie volontaire, etc.

D

Décret : Texte réglementaire pris par le gouvernement ou le Président de la République.

Délit : Infraction de la catégorie intermédiaire entre les contraventions et les crimes, punie de peines d'emprisonnement, généralement de deux mois à cinq ans, et/ou de peines d'amende supérieures à 915 euros.
Exemples : vol, homicide involontaire, coups et blessures involontaires entraînant une interruption temporaire de travail de plus de trois mois, escroquerie, violation du secret médical, avortement illégal, abandon de famille, attentat à la pudeur, etc.

Détention : Généralement dite « provisoire », il s'agit de l'emprisonnement de personnes qui n'ont pas été définitivement jugées mais qui sont déjà inculpées tout en bénéficiant de la présomption d'innocence.

Dommages et intérêts : Mot habituellement utilisé pour désigner la somme d'argent demandée par une personne ou allouée à une personne à titre de réparation du préjudice qu'elle a subi par la faute d'une autre personne (objet de la responsabilité civile et administrative).

E

Enquête : Procédure destinée à examiner un problème, une affaire, ou à rechercher les preuves de tel ou tel agissement. Les enquêtes judiciaires sont généralement confiées aux services spécialisés de la police, à savoir la police judiciaire ou la gendarmerie. Il existe un certain nombre de procédures d'enquêtes dans le cadre de l'administration, dites « enquêtes administratives », menées par les organes spéciaux rattachés au ministre du département en question.
Exemple : pouvoirs d'enquête de l'Inspection générale des affaires sanitaires et sociales.

Expert : Un expert médical est un spécialiste choisi sur une liste de spécialistes agréés par les tribunaux afin d'accéder au dossier du malade et de donner un avis à la justice. Il n'existe pas d'expert infirmier auprès des tribunaux. Un inculpé non satisfait de l'expertise peut solliciter une contre-expertise.

G

Garde à vue : Période de 24 heures maximum, renouvelable une fois et qui peut aller, en matière d'infraction à la législation sur les stupéfiants (trafic de drogue), jusqu'à 96 heures, durant laquelle les services de police, dans le cadre d'une enquête qui leur est confiée, peuvent retenir dans leurs locaux une personne visée par leur enquête. Au-delà de ces délais, la garde à vue doit cesser, sauf s'il y a ouverture d'une instruction confiée à un juge d'instruction et que le juge d'instruction inculpe la personne en question et ordonne sa mise en détention provisoire.

H

Homicide : Fait d'une personne qui cause, directement ou indirectement, volontairement ou involontairement (par exemple, par imprudence), le décès d'une autre personne.

I

IADE : Infirmier(ère) anesthésiste diplômé d'État.

Inculpation : Décision par laquelle un juge d'instruction fait connaître à une personne, généralement jusque-là entendue comme témoin, qu'il existe à son encontre des indices graves et concordants de culpabilité. L'inculpation a été remplacée par la mise en examen (voir définition de ce mot dans le lexique).

Infraction : Faute retenue par le Code pénal ou par un texte annexe au Code pénal et qui est punie d'une peine d'amende et/ou d'une peine de prison.

Instruction : Procédure suivie devant le juge d'instruction et, éventuellement, la chambre d'accusation. Souvent, l'instruction fait suite à une enquête dite alors « préliminaire ». L'instruction se termine soit par un non-lieu, soit par un renvoi.

J

Juge d'instruction : Magistrat du siège chargé d'instruire une affaire.

Jugement : Décision rendue par un tribunal ou par un Conseil des prud'hommes.

Jurisprudence : Ensemble des décisions des tribunaux.

L

Loi : Texte voté par le Parlement et promulgué par le Président de la République. Les lois sont, après la Constitution et les traités internationaux ratifiés par le Parlement, les textes les plus importants. Elles priment les décrets, arrêtés, etc.

M

Magistrat : Personne collaborant à l'autorité judiciaire (*exemple* : conseiller de cour d'appel, juge d'instruction, procureur de la République, etc.).
La magistrature est généralement divisée en deux catégories :
– la magistrature assise ou « siège » (il s'agit des magistrats qui jugent) ;
– la magistrature debout ou « parquet » (il s'agit du procureur de la République, des procureurs généraux et de leurs subordonnés, qui sont chargés de représenter, devant les tribunaux et les cours, les intérêts de la République et de la société).

Mandat d'arrêt : Décision par laquelle un juge ou un tribunal décide et demande à la force publique (police) de rechercher une personne et de l'arrêter.

Mandat de dépôt : Décision par laquelle un juge ou un tribunal décide de mettre en état de détention une personne qui est en sa présence.

Ministère public : Parquet.

Mis en examen : Personne à laquelle a été notifiée par le juge d'instruction une mise en examen. Le mis en examen bénéficie bien entendu de la présomption d'innocence dont bénéficie toute personne qui n'a pas été définitivement condamnée. Le mis en examen a droit, dès sa mise en examen, à l'accès à l'entier dossier et à être réentendu sur toute l'affaire par le juge en étant assisté de son avocat.

N

Non-lieu : Décision par laquelle un juge d'instruction décide qu'il n'y a pas lieu, faute de charges suffisantes, de faire comparaître l'inculpé devant le tribunal correctionnel ou la cour d'assises. Sauf appel par la partie civile ou par le procureur de la République, le non-lieu met définitivement fin à l'affaire.

O

Ordonnance : 1. Il s'agit d'un *texte* pris par le gouvernement, par délégation du Parlement, dans certaines circonstances prévues par la Constitution. Les ordonnances ont généralement même valeur que les lois.
2. Il s'agit d'une *décision* rendue par un juge unique.
Exemples : ordonnance de renvoi rendue par le juge d'instruction, ordonnance de référé (procédure d'urgence) rendue par le président d'un tribunal.

P

Parquet : Il s'agit du nom d'usage généralement donné au procureur de la République, à ses substituts et à ses services auprès d'un tribunal.

Partie civile : Qualité prise par une personne qui, devant un juge d'instruction, un tribunal correctionnel ou une cour d'assises, demande la réparation en argent (d'où le nom de « civile ») du préjudice dont elle s'estime victime.

Plaidoirie : Exposé d'un avocat lors d'une audience.

Plainte : La plainte simple, c'est-à-dire sans constitution de partie civile, est aussi appelée « dénonciation ». Elle est adressée, sans condition de forme particulière, soit aux services de police, soit directement, même par un particulier, au procureur de la République.

Plainte avec constitution de partie civile : Cette plainte doit être signée par un avocat. Elle est adressée au doyen des juges d'instruction du tribunal. Elle est à la fois une plainte et une demande de dommages-intérêts. Elle a pour but de déclencher une instruction.

Police judiciaire : Service spécialisé de la police, chargé des enquêtes préliminaires à la demande des services du parquet ou de diverses recherches sur commission rogatoire des juges d'instruction.

Pourvoi : Nom pris par un recours en cassation devant la Cour de cassation.

Prescription : 1. Dans le premier sens du mot, il s'agit d'un délai, prévu par la loi, au-delà duquel on perd un droit dont on n'a pas usé ou au-delà duquel il n'est plus possible de poursuivre quelqu'un pour une infraction.
Exemples : l'occupation sans contestation d'un terrain pendant trente ans peut donner droit de propriété sur ce terrain (on parle de « prescription acquisitive »). Un crime qui n'a pas été poursuivi durant dix ans ou un délit qui n'a pas été poursuivi pendant trois ans sont généralement prescrits.
2. Indications et ordres écrits, précis et détaillés, d'un médecin aux pharmaciens et auxiliaires médicaux afin d'appliquer un traitement, de prodiguer des soins et d'administrer des médicaments à un patient déterminé ou afin d'effectuer des examens complémentaires : radios, examens de labo, etc.

***Pretium doloris* :** Terme utilisé en matière de dommages-intérêts destinés à indemniser la douleur.

Prévenu : Nom que prend une personne qui est renvoyée (*voir* Renvoi) ou qui est citée directement devant un tribunal correctionnel. S'il n'est pas définitivement jugé, un prévenu bénéficie de la présomption d'innocence.

Procédure : Ensemble des actes, des démarches et des audiences menant à une décision de justice.

Procureur (*in extenso :* procureur de la République) **:** Chef du parquet auprès d'un tribunal de grande instance et des tribunaux dépendant de ce dernier.

R

Recours : Acte par lequel est formée une contestation.
Exemple : l'appel contre un jugement est un recours.

Référé : Procédure civile rapide.

Relaxe : Décision par laquelle un tribunal correctionnel déclare non coupable le prévenu qui comparaissait devant lui.

Renvoi : 1. Décision par laquelle un juge d'instruction décide que des charges suffisantes ont été réunies contre une personne pour qu'elle doive être jugée par un tribunal correctionnel.
2. Décision d'un tribunal ou d'une cour qui reporte d'une audience à une autre pour qu'une affaire soit en état d'être jugée.

Réquisition : 1. Demande formulée devant un tribunal, une cour, des services de police ou un juge d'instruction par le parquet.
2. Demande écrite formulée par les services de police ou le parquet auprès de tiers ou de particuliers afin de procéder à une démarche déterminée ou de remettre des pièces déterminées.
3. Certains textes prévoient des pouvoirs de réquisition ouverts à l'autorité préfectorale, par exemple en matière de grève pour assurer un service minimal.

Réquisitoire : Nom pris par l'exposé prononcé par le procureur de la République ou son substitut à l'audience (voir Réquisition).

S

Saisie : Acte par lequel les services de police ou un juge d'instruction prennent possession de pièces, de documents ou d'objets pour les verser au dossier.

Siège : Nom d'usage pris par les magistrats qui instruisent ou qui jugent.

T

Témoin : Le témoin est une personne contre laquelle normalement il n'existe pas de charges ou pas suffisamment pour qu'elle soit inculpée, et qui est entendue par des services de police ou un juge d'instruction, un tribunal ou une cour. Devant le juge d'instruction et le tribunal, un témoin doit préalablement prêter serment, ce qui n'est pas demandé à un inculpé, à un accusé ou à un prévenu.

Tribunal : Formation de justice qui rend des jugements généralement susceptibles d'appel devant la cour d'appel ou, pour les tribunaux administratifs, devant les cours d'appels administratives. On relève, par exemple, le tribunal administratif, le tribunal de commerce, le tribunal correctionnel, le tribunal d'instance, le tribunal de grande instance, le tribunal de police, le tribunal des affaires de Sécurité sociale, le tribunal paritaire des baux ruraux, etc.

V

Verdict : Décision rendue par une cour d'assises.

Victime : Nom d'une personne qui a subi un préjudice par la faute d'une autre. La victime d'une infraction, pour obtenir des dommages et intérêts, doit se constituer partie civile ou faire une demande de dommages et intérêts devant un tribunal civil.

REPÈRES BIBLIOGRAPHIQUES

« Bulletin des arrêts de la Cour de cassation », *Journal officiel*, Paris.
Code civil, Dalloz, Paris, 2014.
Code des communes, Berger-Levrault, Paris, 1998.
Code pénal, Dalloz, Paris, 2014.
Code de procédure pénale, Dalloz, Paris, 2014.
Code de la santé publique, *Journal officiel*, Paris.
« Statut du personnel des établissements d'hospitalisation publics », *Journal officiel*, Paris.

Rambaud Cl, Spiroux J. *Infections nosocomiales et risques liés aux soins*, Éditions J. Lyon, 2008.

INDEX

Mise en page : Le Vent se lève...
Achevé d'imprimer en juin 2014
sur les presses de l'imprimerie Wilco
Dépôt légal : juin 2014
Imprimé aux Pays-Bas